의학의 달인이랑
식사하실래요?

- 닥터 콜롬보의 메디컬 에피소드 1 -

초판1쇄 발행 2012년 1월 20일
초판3쇄 발행 2012년 2월 15일

지 은 이   김응수 · 김명희
펴 낸 이   최대석
펴 낸 곳   행복우물

등록번호   제307-2007-14호
등 록 일   2006년 10월 27일

주   소   경기도 가평군 가평읍 경반리 173
전화번호   031-581-0491
팩   스   031-581-0492
이 메 일   danielcds@naver.com

ISBN 978-89-93525-13-7(44510)
정   가   13,000원

잘못된 책은 교환해 드립니다.

의학의 달인이랑
식사하실래요?

- 닥터 콜롬보의 메디컬 에피소드 1 -

김응수 · 김명희 지음

행복우물

하얀 가운이 어울리는 미래의 의사

_____ 에게

재미있게 들어 준
첫딸 가윤과 막내딸 하윤에게
사랑을 바친다

의사 이야기는 재미없다?

위인의 시대는 한물갔다고 합니다. 그러나 멋지게 살다간 위인은 미래를 미리 보는 거울이 되기도 하고, 바람직한 가치관을 만들도록 도와줍니다. 더욱이 의사는 어느 나라에서나 선호하는 직업이기 때문에 의사 위인전은 바람직하고 참다운 의사의 모습을 닮으려고 노력하게 만드는 좋은 기능을 가집니다.

지난 시절, 의사는 의학뿐만 아니라 과학, 철학적인 교양도 지닌 최고의 지성인이어서 존경과 함께 풍족한 생활을 누렸습니다. 그러나 요즘은 의료가 세분화 되다보니 의술을 배우기보다 기술만 습득하여 지성인으로 한계를 드러낼 때가 적지 않습니다. 종두법의 면역이론으로 유명해진 시골의사 에드워드 제너가 런던 최고의 병원으로부터 좋은 제의를 받았을 때 이렇게 말했습니다.

"병들고 가난한 사람들과 조용히 살고 싶습니다."

우리는 제너의 마지막 논문을 보며 이 책을 쓰기로 했습니다. 그것은 놀랍게도 의학논문이 아닌《철새의 이동에 관하여》라는 논문이었습니다. 나이든 의사가 흰 머리를 휘날리며 들판에서 철새를 보고 있는 모습을 그려보면, 왜 옛날 의사들이 존경 받았는지 알 수 있습니다.

중국의 사서를 보더라도 화타, 편작, 창공 등 많은 의사들이 나옵니다. 그러나 삼국사기, 삼국유사에는 등장인물들의 건강을 지켜준 의사는 아무리 찾아 보아도 없습니다.

이 책에서는 의사의 업적에 집중하기보다 한 의사가 어떤 철학을 가지고, 어떻게 역경을 극복하여 의사생활을 했는지 알려주고자 합니다. 그리하여 이 책을 읽는 사람들이 주인공이 되는 시대에는 우리나라가 의사, 의학자를 정말로 귀하게 여겨 존경하고, 역사에 당당히 기록되는 멋있는 나라가 되길 바랍니다.

입시 때면 의과대학의 경쟁률이 하늘 높은 줄 모르고, 박물관의 내의원 체험 프로그램은 몇 분 만에 마감될 정도로 인기가 높습니다. 서점에도 많은 의사 이야기와 의학 역사서가 진열대를 장식하고 있습니다. 그러나 번역본이 대부분이고 의사가 쓴 위인전은 드뭅니다. 이 책은 현재 병원에서 진료하고 수술하는 의사와 현직 교사가 직접 쓴 색다른 책입니다.

사람들은 위인전이라고 하면 어린 시절 숙제를 위해 어쩔 수 없이 읽는 따분한 책으로 생각합니다. 이 책은 밥상머리에서 실제로 딸들에게 들려주었던 이야기를 바탕으로 한 것입니다. 늘 밥 먹을 때 재미없는 이야기를 한다고 딸들이 타박할까 봐 의학사의 뒷이야기를 재미있게 들려주려 애썼습니다. 뒷이야기라고 하면 어디에 이런 이야기가 있냐고 묻곤 합니다. 그래서 일부나마 출처를 밝혔습니다. 그러나 뒷이야기란 없던 사건이 만들어지기도 하고, 과장되기도 하고, 이름이 바뀐 경우도 더러 있습니다. 히포크라테스의 전기를 살펴봐도 피라미드를 만든 이집트 의사 이모텝의 이야기가 섞여있습니다. 그렇다고 마구 옮겨가는 것이 아니라 그만큼 아픈 사람을 열심히 치료하고자 했던 의사에게로 몰아지는 경향이 있습니다.(스티븐 소머즈 감독의 영화 '미이라'에서는 왜 뛰어난 의사 이모텝이 나쁜 괴수로 나오는지 알 수 없습니다.)

이 책은 어려운 용어와 수학공식 같은 숫자를 최대한 배제하여 가볍게 읽도록 만들었습니다. 그 대신에 각주를 달고, 주요 인물을 이해하는데 도움이 되도록 끝부분에 약력을 추가했습니다. 우리는 누구나 열심히 노력하면 훌륭한 의사가 되는 꿈을 꾸고, 그리스 · 로마 신화에 나오는 신의 이름을 외우듯 의사의 이름을 줄줄이 말하길 기대합니다.

이 책은 십여 년 전에 처음 만들려고 계획하였습니다. 그때 자료 수집을 위해 국회도서관과 일본의 고서점까지 뒤졌던 이강구, 이경석 선생님을 비롯한 여러 분의 도움을 받았습니다. 책이 늦게 나오는 대신 자료를 더욱 모아 내용이 보다 알차게 되었습니다.

첫딸 가윤의 산뜻한 교정, 정병권 화백님의 재미있는 그림, 그리고 행복우물 출판사의 세심한 배려가 책의 아름다움을 더해 주었습니다.

이 책이 나오기까지 도움을 주신 많은 분께 깊은 감사를 드립니다.

2011년 겨울
어둔 밤 불빛이 남은 당산에서

김웅수 · 김명희

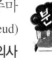

1 소시지로
결투해 주마

오늘은 아빠가 요리사. 오늘의 음식은 맛있는 핫도그!!! 살짝 구운 핫도그빵에다 길쭉한 소시지를 끼워넣고, 오이피클에다 양상추……. 토마토 캐첩도 뿌려줄까?

"우와! 핫도그. 근데, 핫도그는 나무 막대기에 끼워주는데??"

그렇네, 핫도그는 나무막대기에 끼워야 제 맛인가?

"아빠, 막대기에 끼워주세요."

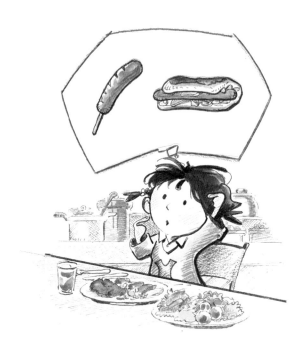

　허허, 막대기에 끼워주는 소시지는 우리나라에서만 핫도그라고 한단다. 다른 나라에서는 콘도그(Corn Dog)라고 부르지. 오늘은 빵에 넣어 소시지를 먹자.

"어? 아빠 핫도그에 들어있는 소시지가 제일 큰 것 같아요."

　정말 그렇네. 소시지가 길쭉해 칼싸움을 해도 되겠다. 그럼 오늘은 정말 소시지로 결투한 이야기를 해 줄까?

"아빠! 어떻게 소시지로 결투할 수 있어요?"

의학의 달인이랑 식사하실래요?
닥터 콜롬보의 메디컬 에피소드 1

글쎄, 어떻게 소시지로 결투했을까? 우리 윤이, 궁금한가 보다.

그러니까……, 때는 바야흐로 독일이 처음 통일되던 19세기 중엽, 화끈하게 살았던 두 사람이 주인공이야. 한 사람은 의학의 교황으로 불리는 의사 루돌프 비르효이고, 또 한 사람은 통일 독일제국의 첫 총리인 비스마르크(Otto von Bismarck)란다.

비스마르크는 취임 첫 연설에서 이렇게 말했지.

"오늘의 문제는 그럴 듯한 말로 포장하거나, 많은 사람이 원한다고 해결되는 것이 아니라 오직 철과 피에 의해서만 결정됩니다."

이때부터 비스마르크는 '철과 피', 다시 말해 철혈재상이라고 불리게 돼.

비르효는 병리학의 역사를 비르효 이전과 비르효 이후로 나눌 정도로 유명한 사람이야.

아빠, 병리학이 뭐예요?

병리학이 뭐냐구? 병리학이란 사람의 조직을 이용해 병의 원인을 밝혀내는 의학의 한 분야지. 비르효는 처음으로 "모든 세포는 앞에 있던 세포에서 생겨난다."라고 말한 병리학의 선구자로 꼽혀. 그런데 비르효는 의사로서의 생활보다 불같은 성격과 더불어 가난한 농사꾼의 아들로 태어나 베를린대학의 총장까지 지냈던 파란만장한 삶으로 널리 알려져 있어.

비르효는 성격이 급하다보니 말싸움을 하다가도 갑자기 그만두는 등, 엉뚱하고도 돌발적인 태도로 괴짜 의사라는 소리를 들었어.

비르효가 베를린대학 교수일 때 이야기야.

당시는 유전학에 대한 관심이 많을 때였는데, 하루는 인간의 재능이 유전되느냐 되지 않느냐로 토론이 격렬했어.

그런데 비르효가 갑자기 일어나 이렇게 말하고는 휙~ 나가버렸어.

"재능이 유전되느냐, 안 되느냐는 어렵지 않아요. 베를린대학의 교수만 보아도 그렇지 않습니까? 교수 자리를 차지하는 재능은 아버지에게서 아들로 유전되더니만, 껑충 뛰어 사위에게도 유전되더군요."

동료교수의 주장대로라면 아버지가 농사꾼인 비르효는 절대 교수가 되어 베를린대학에 있을 수가 없었지.

비르효가 외과의사로 근무하던 어느 해 전염병이 유행하자 정부에서 비르효를 그곳으로 파견했어. 그는 발진티푸스에 대한 보고서 하나로 아침에 일어나보니 유명한 스타가 되어 있었어. 비르효는 전염병의 유행은 나라가 책임져야 할 일이지 가난한 사람들의 잘못이 아니라면서 이렇게 말했지.

"의사는 가난한 사람들의 변호사여야 한다."

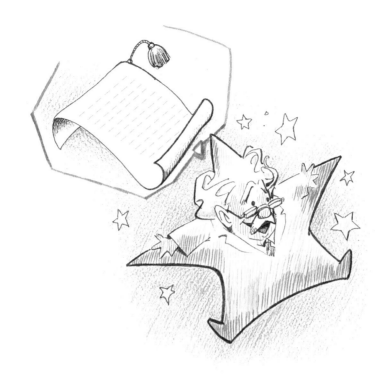

"아빠, 그러면 변호사는 뭘 해요?"

글쎄다. 의사가 변호사가 되면 변호사는 의사가 되어야 하나?

하여튼 비르효는 세상을 바꾼다며 정치에 나섰고, 그 때문에 그만 베를린대학에서 쫓겨나기도 했어.

그런데, 비스마르크가 총리로 임명되던 해에 하필이면 비르효가 하원의원으로 선출되었지 뭐야. 비르효와 비스마르크는 너무나 다른 기질 때문에 보기만 해도 으르렁거렸어. 어느 정도였냐하면 말이야, 비르효는 군복을 입은 학생만 봐도 비스마르크의 얼굴이 떠올라 소리쳤다고 하지.

"이런 얼간이 복장으로는 시험장에 절대 들어올 수 없어!"

할 수 없이 그 학생은 군복을 갈아입고 시험을 쳐야했을 정도였다네.

그러던 어느 날 비르효가 하원 재정위원회 위원장으로 있을 때 비스마르크가 요구한 독일의 해군 예산을 거절하는 사건이 일어났어. 비스마르크는 이를 갈았지.

"비르효, 이놈! 더 이상 놔두지 않겠어."

비스마르크는 비위에 거슬리는 적수를 제거하기 위해 비르효에게 조금 치사하게 결투를 신청했어.

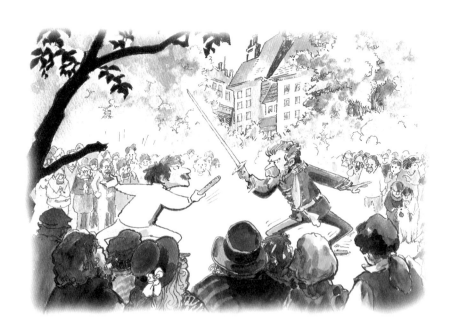

의학의 달인이랑 식사하실래요?
닥터 콜롬보의 메디컬 에피소드 1

당시에는 결투가 유행이었단다. 러시아의 시인 푸시킨이나 프랑스의 수학자 갈루아도 결투하다 죽었어. 비스마르크는 학교 다닐 때부터 결투를 밥 먹듯 즐겼다는데……, 비스마르크와의 결투에서 몸 성한 사람이 없었다고 해. 모두 죽거나 절룩거려 목발을 짚는 신세가 되었다는 말이지. 하긴 비스마르크가 콧수염을 길게 기른 이유도 결투하다 다친 상처 때문이라고 하니 말이다.

"아빠!! 아빠가 비르효를 좀 도와주세요."

그럴까? 드디어 날이 밝았어. 많은 사람들이 모인 광장에서 비스마르크는 칼과 창을 던지며 비르효에게 먼저 무기를 선택하라고 윽박질렀지.

그때 비르효가 비스마르크를 향해 큰 소리를 질렀어.

"비스마르크! 당신은 칼과 창을 사용하지만, 나는 그런 무기들을 사용해 본 적이 없어. 그런데도 칼과 창으로 결투한다면 당신만 유리하잖아."

비스마르크가 음흉한 표정으로 말을 되받았어.

"비르효, 그렇다면 어떻게 하자는 말이야?"

그때 비르효가 갑자기 도시락을 꺼내었지 뭐야.

"여기 도시락 안에는 두 개의 소시지가 있어. 그 중 하나의 소시지에는 독을 넣었고, 다른 하나에는 독이 없어."

비르효는 피식 웃으며 말했어.

"자, 비스마르크! 자신 있게 먼저 선택하시오."

비르효가 정말 소시지에 독을 넣었을까? 하여튼 비르효는 당황한 비스마르크를 뒤로 한 채 엷은 미소를 띠며 사라져 결투를 피할 수 있었다는 이야기야.

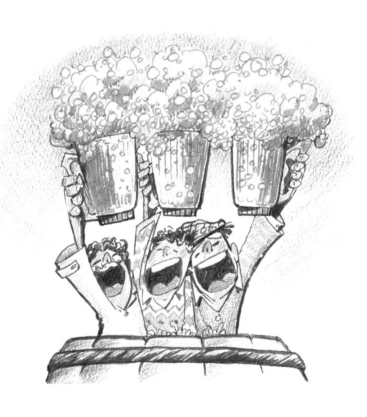

"휴~~. 겨우 비르효가 살았네."

우리 윤이, 정말 마음 졸였구나. 하하~~. 이날 이후 비르효의 반대파들은 비르효를 비겁하다며 놀려댔어. 그러나 비르효는 몇 년 후 프랑스와 큰 전쟁이 일어났을 때 두 아들과 함께 최전선으로 나가 수많은 환자를 살려내는 참다운 용기를 보여주었어.

다시 비르효가 베를린대학으로 돌아왔을 때 그는 완전히 다른 사람이 되어 있었어. 예전보다 화도 덜 내고, 성격도 차분하고 성숙한 사람으로 바뀌었다지. 비르효는 목소리를 높이지 않고도 상대를 손쉽게 제압했고, 학생을 가르칠 때면 무서운 교수였지만 수업을 마치면 학생들과 맥주 한잔을 함께 나누는 멋진 의사로 변했다는 거야.

"꼬마 의사선생님~~."

학생들과 아픈 사람들은 키 작은 비르효를 이렇게 부르며 존경하였다고 그러네.

오늘 아빠 이야기, 끝~~.

"끝~~."

2 앰뷸런스는 나에게 맡겨라

장 라레(Dominique-Jean Larrey)
나폴레옹이 만났던 가장 훌륭한 의사

어느 날 프랑스 왕 루이 15세가 의사를 찾아갔대요. 그런데 왕은 말에서 내리다 발목이 삐었다며 말했어.

"나를 다른 사람과는 다르게 대우하겠지?"

그렇지만 의사는 이렇게 말했어.

"황송하오나 특별히 대우하는 것은 어렵습니다."

왕은 은근히 화가 났지만 표정을 감추고 다시 물었어.

"왜 그런가?"

의사는 빙긋이 웃으며 말했어.

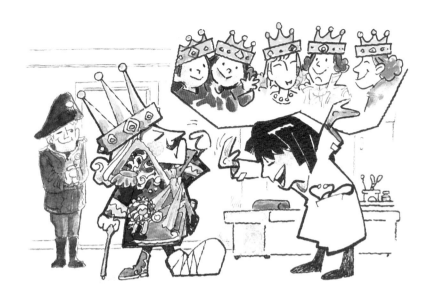

"저희 병원에서는 아픈 사람 모두를 왕처럼 대우하고 있기 때문입니다."

이 이야기는 의사 모로 드 바르딕(Morro de Bar-Le-Duc)이 했던 말로 알려져 있지만 실제로는 뛰어난 이발의사 앙부로와즈 파레가 세를 6세에게 했던 말을 바르딕이 흉내낸 것이래.

"아빠!! 이발의사가 뭐예요?"

그건 나중에 파레 이야기할 때 자세히 말해줄게. 간단히 말해서, 옛날에는 내과의사, 외과의사 말고도 이발의사라는 직업이 있었어. 그러나 이발의사라는 직업은 귀족들 사이에 가발이 유행하면서 사라지게 돼.

하여튼 의사라는 직업이 생긴 이래 의사들의 괴로움 중의 하나가 이런 문제였어. 다들 남보다 특별한 대우를 받길 원했기 때문인데, 병원에서 치료는 둘째 치고 치료순서부터 시끄럽기 일쑤였어. 보통 때는 그런대로 괜찮았지만 큰 사고가 났을 때는 더욱 문제가 되었지. 특히 전쟁 중에는 서로 계급을 들이대며 의사에게 먼저 치료해 달라는 통에 병원은 언제나 아수라장이었어.

어떤 순서로 치료하면 될까 고민하다, 군의관 장 라레는 이런 생각을 했어.

"그래, 계급이랑 상관없이 다친 정도에 따라 색깔로 표시하자. 색깔 순서대로 하면 되잖아."

그래서 장 라레는 신호등처럼 빨강, 노랑, 녹색 색깔로 된 '트리아지'라고 하는 역삼각형의 표지를 만들어 병이 심한 정도에 따라 치료를 시작하는 순서를 매겼어.

그러나 장 라레의 가장 큰 업적은 구급차인 앰뷸런스를 만든 일이야. 라레가 등장하기 전까지는 기껏해야 다친 사람을 다른 사람이 부축하거나 업어서 옮기는 것이었어. 그러다 보니 전쟁 중에 부상당한 사람들은 전쟁이 끝날 때까지 전쟁터에 그냥 버려진 경우가 많았어.

장 라레는 말이 끄는 들것 수레를 만들었어. 장 라레의 수레는 전투가 시작될 때부터 병사들의 사기를 한껏 드높여 프랑스 군이

의학의 달인이랑 식사하실래요?
닥터 콜롬보의 메디컬 에피소드 1

승리하는데 기여했어. 처음에는 바퀴가 두 개였는데, 나중에 개량하여 여섯 마리의 말이 끄는 사륜차로 만들었어.

나폴레옹이 시리아로 쳐들어갔을 때 이야기야.

"라레가 어떡하는지 보자. 사막에서는 말이 달릴 수 없어."

장 라레는 말 대신 낙타를 이용한 앰뷸런스를 만들어서 시리아 군대를 놀라게 했지. 라레는 안장의 권총집을 수술도구와 붕대를 담은 운반용 가방으로 바꾸는, 아주 작은 부분까지도 신경 썼어. 사람들은 장 라레가 만든 앰뷸런스를 '날아다니는 야전병원' 이라고 불렀다고 해.

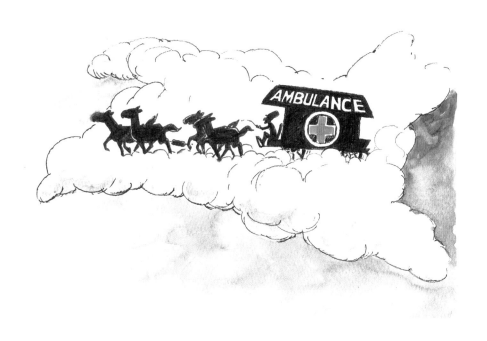

"아빠! 라레가 참 똑똑해요."

그렇지. 그러나 장 라레는 머리만 뛰어난 의사가 아니었어. 의사로서의 책임감도 누구보다 강한 사람이었어. 나폴레옹이 시리아를 지나 이집트 원정했을 때 이야기야. 나폴레옹은 많은 의사와 학자를 데리고 이집트로 쳐들어갔어. 그러나 결국 영국군의 공격에 포위된 프랑스 군대는 철수하느냐, 마느냐 기로에 섰지. 장 라레는 철수를 주장했어. 그러나 므누 장군은 나폴레옹에게 고집부렸어.

"죽는 법은 알지만 항복하는 법은 모릅니다. 알렉산드리아의 문을 마지막까지 지키겠습니다."

대부분의 의사와 학자들은 프랑스로 돌아간 상황이었어. 쥐가 옮기는 페스트*란 병이 퍼져 이집트엔 온통 아픈 사람들뿐이었고, 장군마저 페스트에 걸려 죽기 직전이었어. 그러다 보니 어느 의사도 이집트에 남으려 하지 않았지.

"므누 장군과 함께 남겠습니다."

장 라레는 위험한 상황에서도 장군을 치료하기 위해 참 의사의 길을 선택했어. 결국 장 라레는 므누 장군을 완치시키고 이집트를 마지막으로 떠났다고 해.

나폴레옹의 마지막 전투 때는 어떻게 했는지 알아? 영국의 사령관은 바늘로 찔러도 눈물 한 방울을 흘리지 않을 정도로 차가운

의학의 달인이랑 식사하실래요?
닥터 콜롬보의 메디컬 에피소드 1

웰링턴 장군이었지. 웰링턴 장군이 전투가 끝날 무렵 포탄이 날아다니는 전쟁터에서 장 라레가 부상병을 치료하는 모습을 보고서 모자를 벗으며 말했어.

"저 군의관이 있는 쪽으로는 포를 쏘지 마라. 참다운 의사의 명예에 경의를 표한다!'

장 라레는 결국 워털루 전투에서 프로이센 군인에게 잡혀 바로 사형선고를 받았지. 이제 장 라레는 죽게 되었어.

"아빠! 어떡해요?"

그때 장 라레의 강의를 들었던 프로이센 군의관이 라레를 알아보았어.

그는 곧장 프로이센의 장군을 찾아가 말했어.

"적군과 아군을 가리지 않고 치료하던 군의관을 살려주십시오."

블뤼허 장군은 군의관을 물끄러미 바라보았지.

"라레는 프랑스 의사가 아니라 세계의 의사입니다. 라레는 저에게 생명의 소중함을 가르쳐 주었습니다."

장군은 개인적인 감정을 말하는 군의관을 이해할 수 없었어.

"군의관! 정신 차리게나. 라레는 유명한 의사일지 모르나 우리의 적이야. 알겠어?'

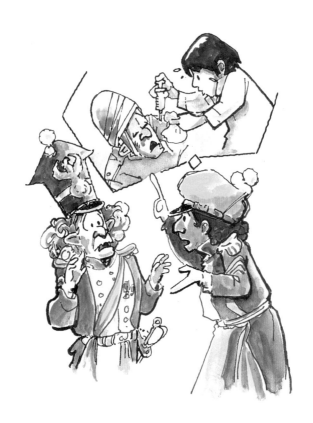

군의관은 잠시 망설이다가 입을 열었다지.

"장군님, 아드님이 지난 전투에서 부상당해 프랑스로 잡혀갔었지요. 그때 아드님을 수술하여 살려준 의사가 바로 라레입니다."

장군은 깜짝 놀라 한동안 말하지 못했어. 자신의 아들이 포로가 되었을 때 그렇게 친절하게 치료해 준 의사가 바로 라레였다니……

그래서 라레는 호위대의 보호를 받으며 프랑스로 돌아가게 되었다나~.

장 라레는 뛰어난 의사의 조건이 신의라는 것도 가르쳐 주었어.

　스무 해 만에 세인트 헬레나 섬에서 죽은 나폴레옹의 시신이 프랑스로 돌아올 때였어. 눈보라 치는 바닷가에 나폴레옹 시대의 군의관 복장을 꺼내 입고 눈보라치는 바닷가에서 하루 종일 기다려서 나폴레옹의 시신을 맞았다는 이야기는 전설처럼 전해지고 있어.

　나폴레옹은 이런 유언을 남겼다지. 하하~~.

　"군의관 라레 남작에게 십만 프랑을 남기노라. 라레는 내가 만났던 사람들 중 가장 훌륭한 남자이다."

"어? 아빠가 좋아하는 술도 나폴레옹이에요."

　그래? 정말 브랜디 이름이 나폴레옹 코냑이구나. 다시 나폴레옹

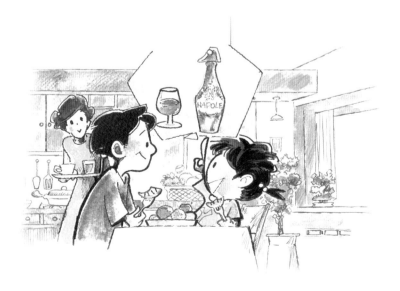

시대로 가야겠네. 나폴레옹은 아들이 없어 고민했대요. 그러다 오스트리아 왕녀와 다시 결혼했는데, 드디어 늦둥이 아들을 보게 되었지. 그해 신기하게도 밤하늘에 기분 좋게 살별이 자주 나타난데다, 포도 농사도 잘 되었고 품질도 최상이었다네. 이렇게 좋은 일이 겹치자 술을 만드는 사람들이 이 해를 기념하기 위해 술 이름을 나폴레옹이라고 붙이자고 그랬대.

그래서 나폴레옹 코냑이야. 알겠니?

•• 페스트 (흑사병, Plague, Black Death)

페스트라고 불리는 흑사병은 쥐벼룩에 의해 옮겨지는 인류 역사에 기록된 최악의 전염병으로 막대기 모양의 세균인 페스트균(Yersinia pestis)에 의해 생긴다. 유럽에서는 1340년대 처음 엄청나게 발생한 이래 공포의 대상으로 당시 유럽 인구의 30%인 약 2천5백만 명이 사망하여 16세기가 되어서야 인구를 회복했다. 1700년대까지 흑사병이 100여 차례나 유럽을 휩쓸었다. 흑사병은 가벼운 증세부터 사망에 이르기까지 다양하게 나타나는데, 피부가 검게 변하는 증상 때문에 1883년 흑사병이라고 이름이 붙여졌다. 흑사병이 더욱 진행하면 검게 변색된 피부가 썩어 죽음에 이르게 된다. 유럽에서 마녀재판이 유행일 때 마녀의 전달자로 고양이가 지목되어 고양이를 수없이 불에 태워 죽여 쥐의 숫자가 엄청나게 불어난 것이 흑사병 대유행의 원인이 되었다는 이야기도 있다.

3 이름은 칼,
성은 잘 몰라요

칼 폰 린네(Carl von Linné)
살아있는 생물의 종류를 나눈 의사

오늘은 스웨덴이 자랑하는 의사인 린네에 대해 이야기해 줄게.

"그런데 아빠, 왜 뷔페 먹으러 왔어요?"

린네 때문에 왔지.

자, 우리 뷔페식당에 왔으니 뷔페가 어떻게 생겨났는지 알아볼
까? 그러니까 음~, 한 천년 쯤 전일 게다. 스웨덴 사람들은 다양
한 청어요리에다 절인 멸치, 버터, 치즈와 빵 등 이것저것을 한꺼
번에 차려놓고 덜어 먹었다고 해. 삼백 년 쯤 전에는 이런 스타일

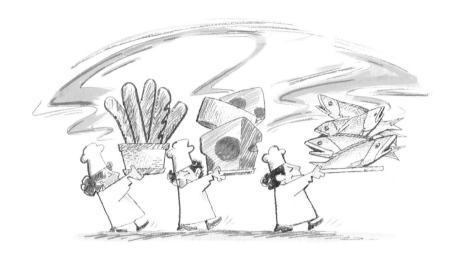

이 스웨덴에서 상류층만이 즐기는 식사법이었어. 이게 프랑스로 건너가 '뷔페'가 되었지.

아참, 그건 그렇고…… 생물을 처음으로 분류한 사람은 누구인지 아니? 바로 아리스토텔레스야. 아리스토텔레스도 한때 의사였다고 하지.

"아빠!! 아리스토텔레스는 철학자인데……."

아이구, 깜짝이야. 윤이 목소리에 아빠가 기절할 뻔했네. 그래, 윤이 말이 맞아. 오늘은 린네 이야기를 하고, 다음에는 의사 겸 철학자인 아리스토텔레스 이야기를 해줄게.

동식물을 줄기와 갈래를 이용하여 체계적으로 분류한 의사 린네는 스웨덴에서도 후미진 시골에서 태어났어. 린네의 아버지는 가난한 농사꾼이었는데, 우연한 기회에 목사가 되었어.

갑자기 어떻게 목사가 되었냐고? 옛날에는 성경이 라틴어로 되어 있어서 읽을 수 있는 사람이 별로 없었지. 그런데 마르틴 루터 같은 사람들이 이렇게 해선 안 된다고 종교개혁을 부르짖었지. 종교개혁이 일어나자 각 나라에서 차츰 성경을 자기 나라말로 바꾸고, 평민들끼리 다니는 교회를 만들 수밖에 없게 되었어. 그때 유럽에서는 양반과 평민의 구분이 있었고, 양반들만 이름에 성(姓)을 가지고 있었어.

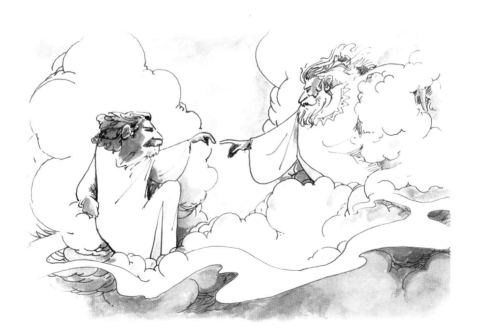

"아빠! 우리나라도 그랬어요?"

우리나라도 고려 중엽 이후에야 비로소 이름에다 성을 만들어 붙이는 게 일반화 되었다고 하지.

글쎄, 평민들끼리 다니는 교회에 양반인 목사가 오려고 하지 않잖아. 그래서 할 수 없이 평민 가운데서 똑똑한 사람을 뽑아 목사를 만들 수 밖에 없었어. 린네의 아버지가 꽤나 똑똑했던지 목사가 될 사람으로 뽑혀 신학교에 입학하게 된 거지.

그런데 문제는 이때 생겼어. 입학지원서에 린네의 아버지는 이름만 적었어.

"여기 성을 빠트렸어요."

린네의 아버지는 직원이 부르는 소리에 깜짝 놀랐지만 그렇다고 '저는 성이 없어요.' 이런 말은 할 수 없잖아.

"에라, 모르겠다."

린네 아버지는 고민 끝에 '린네우스' 라는 라틴 성이 떠올라 적어버렸어. 이것이 스웨덴말로 '린네' 가 되어버렸다나.

하여튼 아버지가 목사가 되고나서 린네의 가족은 편해지고, 다른 사람들이 부러워하게 되었다네. 아버지는 린네도 목사가 되어 주눅 들지 않고 떳떳하게 살기를 원했어. 그러나 린네는 목사가 되지 않겠다고 과감히 말했지. 그러니 아버지는 린네가 얼마나 미웠겠어.

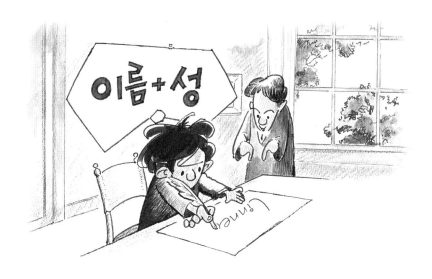

"넌 무두질이나 할 놈이야."

아버지는 몹시 화가 나 린네를 가죽공장에 보내버렸대. 그러나 동네 의사가 아버지를 설득하여 겨우 린네는 의학 공부를 할 수 있었다네.

그런데 말이야. 시골 목사가 무슨 돈이 있었겠니. 린네는 의과 대학에 들어가서도 가정교사로 학비를 벌었어. 그러다가 셀시우스 교수라는 사람이 린네를 미쁘게 여겨 자신의 집에 가정교사로 들여 형편이 좋아졌어. 셀시우스는 누군지 알아? 우리가 온도계를 이야기할 때 섭씨라고 하지. 섭씨가 바로 셀시우스(Anders Celsius)야. 실제 린네를 키워 준 셀시우스 교수는 섭씨 온도계를 발명한 셀시우스의 작은아버지였어. 그때 섭씨 온도계는 지금과 반대로 어는 점이 100도, 끓는 점이 0도였대. 그것을 지금처럼 바꾼 사람이 바로 린네야. 점성술에서 금성을 가리키던 ♀를 암컷으로, 화성을 가리키던 ♂을 수컷의 상징으로 표시한 것도 린네가 처음이야.

"아빠, 화씨 온도계도 있잖아요."

그래, 화씨는 독일 물리학자인 화렌하이트(Daniel Gabriel Fahrenheit)의 이름을 딴 온도 단위란다. 물이 어는 온도는 32도이며, 물이 끓는 온도는 212도로 나누었지. 화씨 100도는 섭씨 37.8도로 우리 몸의 온도와 비슷해.

그건 그렇고……. 어느 해 여름, 린네는 대학교수가 되고자 했으나 많은 사람이 반대했어. 겉으로는 박사가 아니라는 이유였지만, 실제는 고까웠던 것이지.

"평민의 자식이 무슨 대학교수 하려고 해."

그 당시는 교수가 되려면 외국에서 박사를 따와야 했는데, 린네는 외국에 갈 여비조차 없어 낙담할 수밖에 없었어. 그런데 린네의 재능이 아깝다며 학비를 대어주겠다는 후원자가 나타났어. 나중에 이 사람의 딸과 린네가 결혼을 하게 되지. 그래서 린네는 네덜란드에서 박사학위를 따서 겨우 웁살라대학 교수가 될 수 있었어.

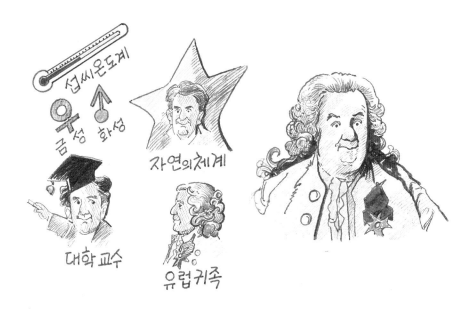

섭씨온도계

금성 화성

자연의 체계

대학 교수

유럽 귀족

드디어 린네는 《자연의 체계》라는 책으로 세계적으로 유명한 스타 의사가 되었어. 그런데 스웨덴에서는 아직도 린네를 평민의 아들이라며 상대해 주지 않았어. 린네는 자신의 나라에서만 무시 당하는 것이 얼마나 섭섭했는지 몰라.

네덜란드, 영국 등 여러 나라에서는 린네를 초청하려고 줄을 섰어. 1755년 스페인 왕은 린네에게 손수 후한 대우를 해줄 테니 스페인 국민이 되라는 편지를 보냈어. 린네의 마음이 몹시 흔들렸어.

"폐하께서 저를 어여삐 여겨주시니 감사할 말을 찾지 못하겠습니다. 그러나 저는 성도 없던 저를 키워 준 스웨덴을 떠나지 않겠습니다."

스페인 왕은 몹시 놀랐어.

"이렇게 자기 나라를 사랑하는 학자가 있다니……."

그 후로도 린네의 마음을 돌리려 무려 여섯 해나 편지를 주고받았어. 그래도 린네가 망설이자 스페인 왕은 결국 린네에게 귀족 작위를 수여하였어. 린네는 성도 없던 사람에서 유럽의 귀족이 된 거야. 우리는 그때부터 '칼 폰 린네'라고 부르지. '폰'은 귀족이란 뜻이야.

"린네의 애국심이 정말 대단해요."

정말 그렇지. 그러나 린네가 죽자, 영국의 한 젊은 의과대학 학생이 린네의 표본을 헐값에 사가지고 와서, 영국에 '런던 린네학회'가 창설되게 되었지. 왜 린네의 모든 유품이 영국에 있냐구?

음~~, 린네가 귀족이 되었지만 당시 스웨덴에서는 여전히 평민의 아들이었기 때문이 아닐까?

의학의 달인이랑 식사하실래요?
닥터 콜롬보의 메디컬 에피소드 1

4 도롱뇽이 불쌍한 이유

장바티스트 라마르크(Jean-Baptiste Lamarck)
보통사람들에게 희망을 준 용불용설의 의학자

오늘 아침은 크로아상이야. 크로아상에다가 이것저것 넣어 먹으면 얼마나 맛있는데…….

"아빠, 근데? 크로아상이 초승달 비슷하게 생겼어요."

참, 그렇지. 크로아상은 오스트리아 공주인 마리 앙투아네트가 프랑스로 시집오면서 가져온 빵이야. 17세기 오스트리아를 포위한 투르크 군대를 물리친 기념으로 초승달 모양을 본떠 만든 빵이지. 초승달은 이슬람의 상징이야.

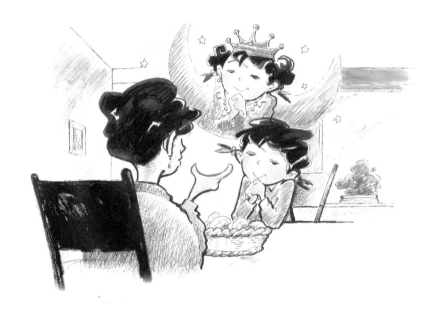

그래, 크로아상을 먹으면서 무슨 이야기를 하나? 윤아, 오늘은 엄마의 이야기를 들어보자.

"오늘 누구 이야기를 할 거예요?"

그래요. 크로아상이 나왔으니 오늘은 프랑스로 가볼게요. 오늘 이야기의 주인공은 생명이 어떻게 생겨났는지를 체계적으로 밝혀냈던 프랑스의 장바티스트 라마르크예요.

윤아, 옛날부터 사람들은 살아 움직이는 생명이 어떻게 생겨났는지 알고 싶었대. 물에서 나왔을까? 뭍에서 나왔을까? 흙으로 만들었을까? 먼지가 모여 생겼을까? 너무나 궁금했던 거야.

그래서 그리스 시대에 살았던 엠페도클레스라는 사람은 땅, 물,

의학의 달인이랑 식사하실래요?
닥터 콜롬보의 메디컬 에피소드 1

바람과 불이 모이고, 나눠지면서 생명이 만들어진다고 주장했어. 작고, 다양한 여러 부분이 생긴 다음에 땅위에서 합쳐졌다고 했지. 또 아낙사고라스는 사람이 물고기 모양의 조상에서 생겨났다고 했대요.

라마르크는 처음으로 거미, 곤충, 전갈, 게, 불가사리와 같은 뼈대가 없는 무척추동물의 구조를 밝혀낸 멋있는 사람이야. 그러나 라마르크는 '하느님이 인간과 생물을 창조했다.'는 창조론에 의심을 품었다가 완전히 따돌림 당해 눈이 먼 채 불쌍하게 죽었다는구나.

라마르크는 생명이 맨 처음 무기물에서 저절로 생겼고, 삶이 미리 정해진 게 아니라 끊임없이 새로 만들어지는 것이라고 설명하였어. 라마르크는 환경의 영향을 중요하게 생각해 즐겨 쓰거나[用], 쓰지 않는[不用] 습성에 따라 진화한다고 말했는데, 이것이 유명한 용불용설(用不用說)이야.

라마르크는 진화의 원동력을 이렇게 이야기했대요.

"획득한 형질은 자손에게 유전된다."

기린만 보아도 단번에 알 수 있대. 열매를 따먹기 위해 점점 높은 곳에 있는 나뭇잎까지 목을 뻗다 보니 기린의 목이 길어졌다는 것이야. 즉, 계속 사용하면 신경액이라는 특수한 물질이 나와 진화한다는 것이 주된 이론이었어. 반대로 두더지나 도롱뇽처럼 어

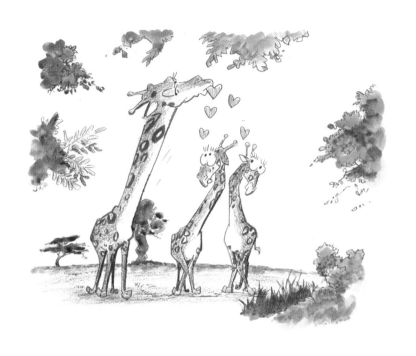

두운 곳에서 눈을 사용하지 않으면 눈의 기능이 퇴화한다고 했지.

"아빠, 라마르크 말이 맞아요?"

아니야, 요즘은 그렇게 생각하지 않아. 목이 긴 기린들이 먹이가 귀한 건조한 시기에도 나무 꼭대기가 아니라 자기 어깨 높이에 있는 잎들을 따먹는다고 해. 기린의 목이 길어진 진짜 이유는 먹이가 아니라 짝짓기에 있다고 하지. 암컷 기린들이 길고 굵은 목을 가진 수컷들에게 싸움을 잘하고 멋있다고 매력을 느낀다고 해. 간단히 말해, 암컷들이 목이 긴 수컷 기린을 더 좋아한다고 그러던데……. 정말일까? 하하~~. 암컷 기린이 롱다리가 아닌 롱모가지를 좋아한대요. 이제 엄마 이야기를 다시 듣자.

그래, 엄마가 계속할게.

라마르크는 당시 종교계에 반대되는 진화론을 주장한 만큼 일상생활도 아주 개혁적이었대. 열심히 노력만 하면 큰 인물이 될 수 있다는 라마르크의 생각은 가난한 노동자들에게는 어려움을 벗어날 수 있는 구원의 소리처럼 들렸어. 반면에 당시 돈 많은 귀족이나 승려들은 라마르크를 아주 싫어했지.

그런데 어느 날 프랑스에서 아주 큰 사건이 일어나 세상이 완전히 바뀌게 돼. 프랑스대혁명이 터진거야. 그러자 혁명사상에 딱 맞는 이론 덕분에 라마르크는 곧바로 파리 식물원의 교수로 임명되었어.

라마르크는 몰락한 귀족집안에서 열한 번째로 태어나 어린 시절을 신학교에서 보내야했을 정도로 가난했다고 그래. 라마르크는 군대에서 부상당해 제대한 후 은행에서 일하면서 의학 공부를 하기도 했지. 그러나 안타깝게도 의사는 되지 못했어.

비구름이 잔뜩 낀 어느 날, 라마르크는 우연히 자신의 젊은 시절만큼 불우한 처지에 놓인 조르주 퀴비에를 만났어. 경제학을 공부하던 퀴비에는 바다동물을 연구하면서 자연과학으로 눈을 돌렸어. 그러나 갑작스럽게 다른 분야에서 뛰어난 활약을 하는 퀴비에를 알아주고, 도와주는 사람은 아무도 없었어. 그러다 보니 퀴비에는 변두리를 맴돌며 직장조차 얻기 어려웠대. 라마르크는 자신보다 스물다섯 살이나 젊은 퀴비에에게서 자신의 어려웠던 시절을 떠올렸어.

"이보게, 퀴비에! 파리 식물원에서 나와 같이 일해보지 않겠나?"

퀴비에가 뛰어난 재능이 있다고 생각한 라마르크는 밥도 사주고 용돈도 주며 친자식처럼 퀴비에를 보살펴주었어. 퀴비에도 라마르크의 기대에 어긋나지 않게 열심히 연구했다네. 그러나 퀴비에는 라마르크와 정반대의 생각을 가지고 있었어.

얼마 후 퀴비에는 바닷가에서 얻은 자료로 생명체의 구조와 기관들이 서로 연결되어 있다는 법칙을 발표했어. 가령, 발굽 있고 뿔이 난 동물은 모두 초식동물의 이빨을 가지고, 반대로 갈퀴발톱을 가진 동물은 모두 육식동물의 이빨을 가지고 있다는, 지금 보기엔 너무나 간단한 법칙이었어. 그러나 이 주장은 당시로서는 획기적이어서 퀴비에는 으쓱대기 시작했어.

퀴비에는 화석들을 근거로 지금까지 모두 네 번의 천지창조가 있었고, 생명들은 매번 엄청난 홍수로 멸망해 화석이 되었다고 말했어.

하루는 퀴비에가 라마르크에게 이런 내용을 설명했어. 그런데

의학의 달인이랑 식사하실래요?
닥터 콜롬보의 메디컬 에피소드 1

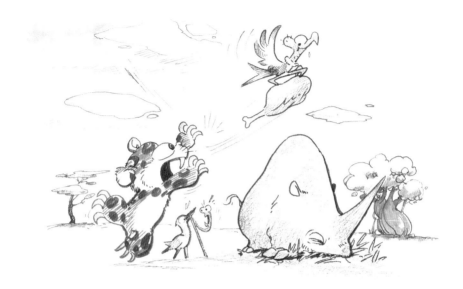

라마르크는 퀴비에의 말에 콧방귀를 뀌었어.

"참, 왜 하필이면 네 번인가? 기왕이면 수십 번이라고 하지 그래."

그런 라마르크의 반응에 화난 퀴비에는 벌건 얼굴로 주먹을 불끈 쥐었어.

"말도 안 되는 진화론을 믿으라니 터무니없습니다."

하지만 라마르크도 물러서지 않았어. 퀴비에가 발견한 화석은 라마르크의 입장에서 보면 현재 생명들의 먼 조상일 따름이었지.

그런데 라마르크는 오래 전부터 눈병을 앓아 실명의 위기에 있었대. 앞이 잘 보이지 않는 라마르크는 딸의 손을 붙잡고 강의실로 들어서야만 했어.

어느 날 라마르크가 강의할 때였어. 도롱뇽을 오랫동안 동굴 안에서 지내도록 내버려 두면 서서히 시력을 잃지만 다시 빛이 있는 곳에 꺼내어두면 시력이 회복된다는 내용이었어.

그때, 강의실 문이 활짝 열리더니 퀴비에가 학생들 틈에 자리 잡았어. 눈이 보이지 않는 라마르크는 퀴비에가 강의실로 들어온 줄도 몰랐지 뭐야.

"엄마!! 라마르크가 걱정돼요."

"그렇다면 그동안 눈을 사용하지 않아 시력을 잃게 되신 거로군요."

라마르크는 깜짝 놀라 소리 나는 쪽으로 고개를 돌렸어. 퀴비에가 소리치는 것이 희뿌옇게 보였어.

"그러면 밝은 곳으로 나가 눈을 사용하면 다시 앞을 보게 되겠네요."

순간, 강의실이 쥐 죽은 듯이 고요하더니 학생들이 웅성거렸어. 퀴비에가 힘지게 일어나자 많은 학생들이 따라나갔어. 이때다 싶어 퀴비에는 큰 홍수 이전에 살았던 동물의 뼈 표본을 보여주면서 말했어.

"여러분, 지금 지구상에 사는 어떤 동물이 그림 속의 괴물로부터 생겨났다고 생각하십니까? 라마르크의 주장이 어디 말이라도 됩니까?"

학생들은 퀴비에의 말에 덩달아 깔깔거리고 웃어댔어.

라마르크는 이날의 충격으로부터 회복하지 못했어. 강의를 들으려는 학생도 없었고, 시력을 완전히 잃어 교수직을 포기할 수밖에 없었다지.

그 뒤 라마르크는 스무 해 동안 앞을 보지 못한 채 살아야 했어. 그런데도 라마르크는 딸에게 받아쓰게 해서 무려 열한 권의 책을 완성했다고 하네.

퀴비에는 어떻게 되었냐구? 퀴비에는 나폴레옹의 신임으로 장

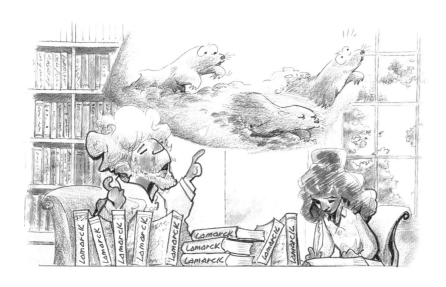

학관도 지냈고, 해외 원정에서 가져온 화석으로 많은 결과를 발표했어. 지금 보기엔 허술한 주장이지만 고지식한 퀴비에는 자신을 아리스토텔레스에 비유하기도 했고, 다른 주장을 펴는 사람들에 대해 공격적이어서 '생물학의 독재자'라고 불렸다고 해. 늘그막에는 또 다른 후원자인 생틸레르와 크게 싸워 라마르크처럼 떡을 만들어버렸지 뭐야.

"엄마! 엄마는 진화론이 맞다고 생각하세요?"

글쎄, 엄마에겐 어려운 질문이니까 의학을 공부한 아빠에게 물어보자.

"여보, 당신은 어떻게 생각해요?"

응, 아빠 생각엔 진화도 하느님이 창조하는 방식이라고 생각하는데, 사람들이 너무 어렵게 생각하는 것 같아.

당시는 퀴비에가 라마르크와의 싸움에서 이겼지만, 지금은 달라. 현재 퀴비에는 사람들의 관심에서 사라졌지만, 라마르크는 후성유전*학(epigenetics)으로 다시 조심스럽게 이야기되고 있지.

"아빠, 후성유전이 뭐예요?"

글쎄, 후성유전을 어떻게 설명해야 하나? 음~ 나중에 자세하게 말해 줄게.

•• 후성유전

DNA 염기서열은 변화가 없으면서 대물림되는 기전이 달라지는 현상을 후성유전이라고 한다. 간단하게 말해, DNA 정보 말고도 생명에 영향을 주는 다른 요소들이 있다는 말이다. 후성유전학에 따르면 아버지의 생활 정보가 자식에게 유전될 수 있으나 이같은 후성유전의 효과는 대개 몇 세대를 거치면 사라지는 경향이 있다. 그러나 후성유전이 진화의 방향에 영향을 미칠 수 있는 가능성은 무시할 수 없다. 후성유전은 DNA 메틸화와 히스톤의 변형에 의해 조절되는 염색질의 변화에 염색질 개조(chromatin remodeling)가 일어나는 것으로 알려져 있다.

5 돌고래는 물고기가 아니야

아리스토텔레스(Aristoteles)
마케도니아 사람인 것이 죄였던 천재 의사

"엄마, 아빠가 갑자기 수술이 생겼대요."

그럼 오늘은 엄마랑 저녁 먹어야겠네. 엄마가 아빠 대신에 무슨 이야길 해주지. 음~, 아리스토텔레스 이야기 해줄게.

윤아, 사람을 호모 뭐라고 부르더라?

"호모 사피엔스라고 해요."

우리 윤이 정말 잘 맞추었네. 칼 린네라는 의사가 이렇게 살아 있는 모든 생물을 줄기와 갈래, 둘로 나누어 이름 붙였지. 지금 인

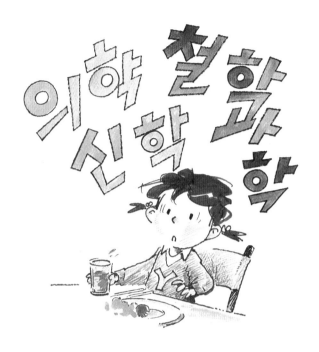

간을 '호모 사피엔스 사피엔스'라고 '사피엔스'를 하나 더 붙여 부르기도 해.

그렇다면 처음으로 동물을 분류한 사람은 누구라고 했지?

바로 철학자로 알려진 아리스토텔레스야. 당시에는 철학, 의학, 신학, 과학이 지금처럼 딱 나누어지지 않고, 의학은 철학처럼 취급되었어. 그래서 철학자 중에서도 의사 노릇을 했던 사람이 더러 있었어. 실제 아리스토텔레스의 아버지도 마케도니아 왕의 주치의였고, 형제뿐만 아니라 친척이 거의 모두 의사였잖아. 당시는 의과대학이 없던 시절이어서 아버지가 의술을 아들에게 가르치는 것이 관습이었지. 그러다 보니 아리스토텔레스 역시 당연히 의사가 되었어. 그런데 아리스토텔레스가 철학자로 워낙 유명해지다 보니, 세월이 지나면서 의사나 과학자로서의 모습이 희미해진 것 같아.

하여튼 아리스토텔레스는 인류역사에서 가장 광범위한 지식을 가졌던 사람으로 손꼽히지. 아리스토텔레스는 어려서부터 의학을 배우고 생물의 구조에 관심을 가져 많은 동물을 해부했고 어미 뱃속에 있는 새끼들도 배를 열어 관찰했대. 그러다 아버지가 죽자 열일곱 살 때는 아테네로 가서 철학자 플라톤*의 제자가 되었어.

아리스토텔레스는 동물을 어떻게 나눌까 생각했대. 그래서 먼저 백이십 가지의 어류와 육십 가지의 곤충을 포함해 오백 가지가 넘는 동물을 몇 덩어리로 나누었어. 그것을 다시 간단한 것부터 복잡한 것까지 차례로 순서를 매겼지. 이것이 린네가 나타나기 전까지 2천년 동안 그대로 쓰였다고 해.

당시에는 돌고래를 물고기로 알았어. 그러나 아리스토텔레스는 이렇게 말했지.

"허허, 아니야. 돌고래는 허파로 숨을 쉬고 태반으로 새끼를 길러요."

아리스토텔레스는 돌고래를 포유류로 분류했어.

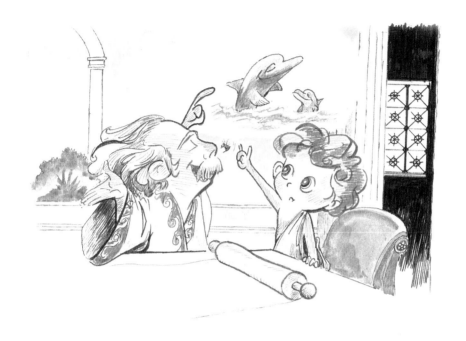

"엄마! 그런데 왜 아리스토텔레스를 철학자라고 말해요?"

아리스토텔레스가 아테네에서 플라톤 밑에서 철학을 공부했잖아. 철학자로서 플라톤과 아리스토텔레스의 관계를 이해하는 것은 퍽 어려운 일이야. 꿈을 꾸던 플라톤과 현실적인 아리스토텔레스의 차이에도 불구하고 아리스토텔레스는 스승 플라톤과의 의리를 소중히 여겼어. 그러나 플라톤이 죽자 플라톤이 만든 학교인 '아카데미아'는 아리스토텔레스가 아닌 조카에게 넘어갔고 아리스토텔레스는 결국 아테네를 떠나게 되지.

아리스토텔레스가 떠난 이유에 대해 수군대는 사람들이 많지만, 가장 큰 원인은 아리스토텔레스가 당시 그리스에서 야만인으로 생각하던 마케도니아 사람이었기 때문이야. 그리스 사람들은 아리스토텔레스의 글을 '황금으로 된 강물' 같다고 앞에서는 칭찬했지만 속으로는 이렇게 멸시했어요.

"마케도니아 촌놈이 어디서 감히……."

이후 아리스토텔레스는 십여 년 동안 의학과 생물학에 매진했어. 다시 본업인 의사로 돌아온 것이지. 이때 마케도니아 왕자였던 알렉산더 대왕을 가르쳤어. 그러고 보면 아리스토텔레스는 참 운이 좋은 사람이야. 그때서야 비로소 알렉산더가 철들기 시작했거든. 아리스토텔레스가 알렉산더를 만나기 서너 해 전 알렉산더를 가르치던 천문학자 넥타네보는 알렉산더가 장난삼아 파놓은 웅덩이에 빠져 목이 부러져 죽는 황당한 사건이 있었으니까 말이야. 호호~~.

아리스토텔레스는 언제나 사람들이 모이면 말했어.

"강력한 페르시아에 대항하기 위해 그리스가 반드시 하나로 통일되어야 합니다."

도시국가들로 나뉘어 있어서는 안 된다고 주장했지만, 그리스의 변두리인 마케도니아 사람이 통일의 꿈을 펼치기엔 너무나 두터운 벽이 있었어.

"엄마, 아리스토텔레스가 어떻게 해야 하나요?"

글쎄다. 그런데 어느 날 제자였던 알렉산더의 아버지 필리포스 2세가 그리스를 통일하고 뒤이어 알렉산더가 왕이 되었지.

"드디어 때가 왔구나!"

하루아침에 세상이 달라졌어.

아리스토텔레스는 아테네에 '리케이온' 이란 학교를 세우게 되지. 리케이온에서는 플라톤의 아카데미아처럼 철학만 가르친 것이 아니라 의술도 가르치고, 실제 아픈 사람들을 치료하기도 했대. 알렉산더 대왕은 전쟁에서 이길 때마다 스승에게 넓은 땅을

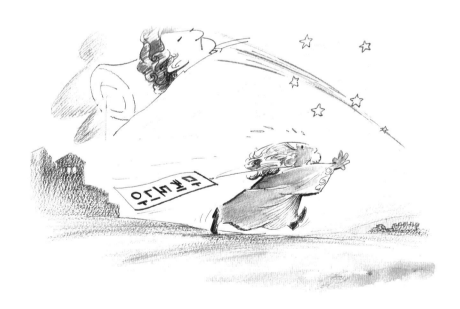

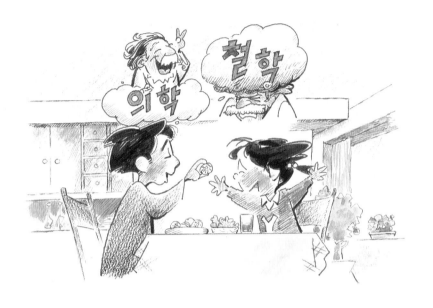

선물하고, 또 선물했어. 나중에는 아리스토텔레스가 가진 땅이 종일 걸어도 다 돌아보지 못할 정도로 넓었다고 해. 그래서 아리스토텔레스를 따라다니는 사람들을 산책하는 학파 즉, '소요(逍遙)학파' 라고 불러.

아리스토텔레스는 정말 눈만 뜨면 공부를 했던 사람으로 알려져 있어. 그래서 사람들에게 이런 말을 자주했지.

"단지 살기 위해서가 아니라 잘 살기 위해서 사람들은 사회를 만들었어. 잘 살기 위해서는 공부를 해야 해. 공부는 나이 든 뒤를 대비하는 최선의 준비라고 할 수 있지."

우리 윤이, 아리스토텔레스처럼 열심히 공부해야겠지? 아리스

의학의 달인이랑 식사하실래요?
닥터 콜롬보의 메디컬 에피소드 1

토텔레스는 이런 멋있는 말도 했어.

"진정한 평등이란 비슷한 사람들을 비슷하게 대우하는 것이야. 최악의 불평등은 바로 불평등한 것을 평등하게 만들려고 애쓰는 것이지."

아리스토텔레스는 머리는 단순히 피를 차갑게 식혀줄 뿐, 생각하는 능력과는 관계가 없다는 황당한 말을 하기도 했는데, 이것은 아마도 공부하지 않는 아이들에게 그만 놀고, 이제 좀 공부하라고 꼬집은 말이 아닐까. 호호~~.

그런데 이를 어쩌나. 알렉산더 대왕이 갑자기 바빌로니아에서 세상을 떠났어.

알렉산더 대왕이 죽었다는 소문은 삽시간에 아테네까지 들렸지. 아테네에서는 사람들이 모여 마케도니아 사람들을 몰아내어야 한다고 난리가 났지. 그래서 소크라테스처럼 결국 아리스토텔레스에게도 사형이 내려지게 돼.

"아이구, 내가 떠나야지. 아테네 시민들이 한번 더 죄를 짓지 않게 내가 떠나야지."

아리스토텔레스는 이 말을 남기고 컴컴한 밤중에 도망치고 말았어. 의학은 아리스토텔레스를 살렸고 철학은 아리스토텔레스를 죽이려 했다면 너무 심한 말일까?

"엄마, 오늘은 아리스토텔레스 이야기만 하고, 요리 이야기는 없어요?"

아참, 그리고 보니 오늘은 음식 이야기를 하지 않았네. 알렉산 더 대왕은 호두를 너무 좋아해 페르시아, 중앙아시아, 아프리카 북쪽에 이르는 넓은 지역에서 오랜기간 전쟁을 하면서도 마차에 호두를 가득 싣고 다니며 즐겼다고 하더라.

오늘 샐러드에 호두가 들어가 있잖아. 이렇게~~.

"아이~, 엄마도 아빠처럼 뻥쟁이야!"

•• 플라톤 (Platon)

기원전 427년에 태어나 기원전 347년에 사망했다. 플라톤이란 '넓다'는 뜻으로 부 자이거나 체격이 건장한 것을 의미하는데, 원래 이름은 '아리스토클레스' 였을 것으로 여겨진다. 플라톤은 아테네의 귀족 집안에서 출생하여 스무 살에 소크라테스를 만나 철학을 배웠다. 그러나 스승 소크라테스의 죽음에 큰 충격을 받아 정치가로서의 꿈을 버리고 정의를 가르치기로 결심해 이상국가를 시도하였는데, 과두정치를 비난하다 노 예로 팔리기까지 하였다. 나중에 아카데미아(Akademia)을 건립하여 제자를 가르치 고 책을 쓰는데 몰두하였다. 플라톤은 소크라테스가 법정에서 연설한 내용을 〈변명〉 이라는 책으로 만들었고, 편지 모음과 35편 이상의 철학 대화편을 남겼다.

6 너의 에너지를
보존해 주마

헤르만 헬름홀츠(Hermann von Helmholtz)
에너지 보존의 법칙을 발견한 의사

"아빠는 학교 다닐 때 어떤 공부가 가장 어려웠어요?"

음, 아빠는……, 수학도 어려웠지만 물리학이 정말 어려웠어. 그래서 물리학을 잘하는 친구를 보면 부러웠단다.

이런 이야기가 있지. 의사 중에도 아빠처럼 물리학을 못하는 사람이 더러 있거든…….

어느 학생이 물리학 교수에게 물었어.

"왜 의과대학에서 물리학을 가르칩니까?"

"의사에게도 물리학이 필요하기 때문이지."

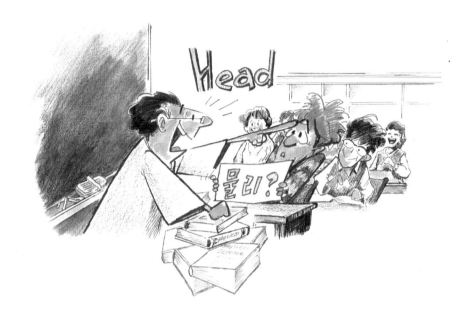

　그런데 학생은 또 물리학 교수에게 지분대기 시작했지.

　"아니, 아픈 사람을 치료할 의사에게 물리학이 왜 필요합니까?"

　물리학 교수는 당돌한 질문에 잠시 동안 천정을 보다가 이렇게 말했다지.

　"에이, 너같이 머리 나쁜 놈, 의사 되지 못하게 하려고 그런다. 왜?"

　그래서 오늘은 의학보다 물리학을 더 좋아했던 의사 이야기를 들려주려고 해.

　때는 바야흐로 19세기, 유럽에서는 크고 작은 전쟁이 끊이지 않고, 나라가 쪼개졌다 합쳐지고, 몇 년마다 나라의 경계가 옮겨지던 아주 혼란한 시절이었지.

전쟁이 잦다 보니 의사들도 군의관으로 나가 수없이 죽었어. 아빠가 가장 좋아하는 장 라레라는 의사도 워털루 전투가 끝난 후 군사재판에서 사형을 선고받았을 정도였으니까. 그러다 보니 어느 나라에서나 의사가 모자라 난리였지.

그래서 당시 독일에서는 공짜로 공부를 시켜주는 대신 여덟 해 동안 강제로 군의관으로 근무하게 만들었어.

이때 헬름홀츠라는 의사가 등장하지.

"짠~~"

하하~, 이젠 윤이가 박자를 제법 맞추네. 헬름홀츠는 괴짜 의사인 비르효의 친구로도 잘 알려져 있어. 너무 가난했던 헬름홀츠는 원래 물리학을 공부하고 싶었지. 그러나 학비를 마련할 수가 없어 할 수 없이 공짜로 공부할 수 있는 의과대학으로 진학했대. 요즘하고는 딴판이지.

헬름홀츠는 의과대학에 다니면서도 잠을 줄여가며 물리학, 화학 강의를 듣고, 혼자서 수학을 공부했다고 해.

군의관이 되어서도 짬이 날 때마다 물리학을 공부했지.

그러던 어느 날, 젊은 헬름홀츠가 세상을 떠들썩하게 만들게 돼.

몇 해 전에 독일의 한 물리학자가 '한번 생긴 에너지는 없어질 수 없고, 오직 형태만 바꿀 수 있다.'는 주장을 폈었어. 그런데 물리학자가 아닌 군의관이, 그것도 스물여섯 살밖에 안 된 젊은 의사가 너무나 쉽게 그 이론을 증명해 낸 것이야.

우리는 헬름홀츠가 발견한 법칙을 '에너지 보존의 법칙' 또는 '열역학 제1법칙'이라고 부르지.

유명한 과학잡지 '네이처'를 비롯한 여러 잡지에서 헬름홀츠를 칭송하는 시를 실었어. 시는 온통 물리학자가 아닌, 새내기 의사가 너무나 큰 발견을 이루어 낸 것에 대한 칭찬이었어.

'자리가 그다지 중요해? 헬름홀츠는 파벌에도 굴복하지 않고, 욕심도 견뎌낼 것이야.'

뭐, 이런 내용이었지. 그런 것을 보면, 교수도 아니고 물리학자도 아닌 군의관이 발견한 이론으로 세계의 물리학계가 놀라면서도, 한편으로는 헬름홀츠를 시기하는 사람들이 많았다는 거야. 심지어 자신이 먼저 발견했다며 항의하는 사람까지 있었어.

한편, 주변 사람들은 헬름홀츠가 몰려드는 환자를 치료하느라 공부할 시간이 모자라 어려워한다는 것을 알았어. 그들은 헬름홀츠가 군의관을 그만두고 공부에 전념할 수 있게 해야 한다고 한목소리로 말했어.

"헬름홀츠가 공부할 수 있게 군의관 복무기간을 줄여주기로 한

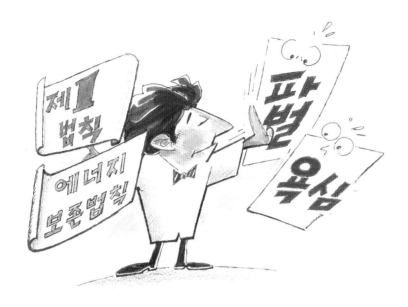

다.”

결국 독일 정부에서는 여론에 밀려 이렇게 발표하게 돼.

헬름홀츠는 두 해 뒤부터 생리학, 병리학의 교수가 되어 연구에 전념할 수 있었어.

헬름홀츠는 강의를 하다 떠오르는 아이디어를 직접 실습에 적용하여 바로 검사기계를 만드는 등, 뛰어난 능력을 발휘했다네.

옛날에는 고양이나 부엉이 같은 동물의 눈 속에는 특수한 막이 있어 빛을 적게 반사하기 때문에 겉에서 볼 때 색깔이 다르고 사람의 눈은 그렇지 않다고 생각했대. 그런데 오스트리아의 한 학자가 실험으로 그게 틀렸다는 것을 밝혀냈지.

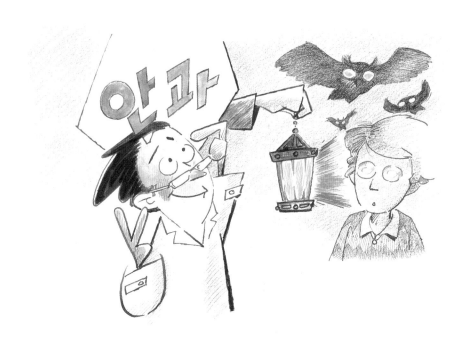

한 학생이 헬름홀츠에게 물었어.

"아빠, 헬름홀츠가 어떻게 했어요?"

우리 윤이가 대신 물어주네. 하하~~. 그러자 헬름홀츠는 당장 실험하기 시작했어. 한 학생에게 등잔불을 들게 하고, 몇 발자국 떨어진 곳에서 같은 눈높이의 학생에게 물었어.

"무엇이 보이니?"

"눈동자가 발갛게 빛나고요, 각막이 파랗게 반짝거려요."

둘러싼 학생들은 모두 깜짝 놀랐어.

'번쩍!'

의학의 달인이랑 식사하실래요?
닥터 콜롬보의 메디컬 에피소드 1

헬름홀츠의 머릿속에서 기발한 생각이 번개처럼 스쳐갔어.

"아, 이렇게 하면 눈 속을 볼 수 있는 기계를 만들 수 있을 것 같아!!!"

그래서 헬름홀츠가 만든 것이 눈 검사에 쓰이는 검안경이야. 헬름홀츠가 개발한 검안경으로 우리는 몸에서 유일하게 칼을 대지 않고도 몸속의 혈관과 신경을 눈을 통해 직접 볼 수 있게 된 거야. 그래서 고혈압이나 당뇨병을 검사하는 방법으로도 사용되었지.

이 검안경이 발명된 후 안과라는 과목이 따로 나눠지게 되었어.

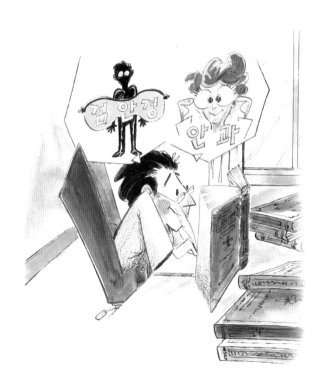

다음해에는 각막의 둥근 정도를 재는 기계를 발명하였어. 그러니까 지금 안과의사들은 모두 헬름홀츠에게 큰절을 해야겠지. 그 외에도 진자라는 흔들이를 개발하여 신경전달 속도를 측정하기도 했고, 귓속 구조의 기능을 확인할 수 있는 방법을 연구하기도 했어.

결국 나중에 헬름홀츠는 그렇게 원하던 베를린대학의 물리학 교수까지 맡게 되지.

윤아, 그런데……. 헬름홀츠가 의사의 길을 걷지 않고 바로 물리학을 전공했으면 어떻게 됐을까? 아마도 물리학은 발전했겠지만 물리학이 안과, 이비인후과, 신경과 등의 치료에 적용되지는 못했을 거야.

이제 알겠지? 왜 의사가 되려면 물리학을 공부해야 하는지…….

"예――."

근데, 오늘은 김치찌개를 먹으며 왜 물리학을 이야기 했지? 내참~~. 윤아, 김치찌개에 소시지 넣어먹으면 맛있는데, 우리, 소시지 넣어 먹을까?

의학의 달인이랑 식사하실래요?
닥터 콜롬보의 메디컬 에피소드 1

7 새가 어떻게 사람을 치료해?

편작 (扁鵲)
겸손하기로 소문난 동양 최고의 의사

오늘은 엄마가 동양의 유명한 의사인 편작에 대해 이야기를 들려주려고 해.

어느 날 편작이 채나라를 지나갈 때였지. 그 나라의 임금인 환공이 편작을 손님으로 모셨어. 그런데 편작은 환공을 보자마자 대뜸 이렇게 말했대.

"임금님의 살갗에 병이 있습니다. 바로 치료하지 않으면 안 됩니다."

환공은 자신이 너무나 멀쩡하다고 믿었지.

'아무리 이름난 명의라도 별 수 없구나.' 하며 껄껄 웃어 넘겼다고 해. 속으로는 무엇이라고 생각했는지 알아?

"편작도 자기 주머니를 채우려고 생사람을 잡는구나."

"엄마, 그런 생각을 했는지 어떻게 알아요?"

어떻게 알았냐구? 대신들이랑 그렇게 생각했다고 '한비자'라는 책에 적혀 있는 걸……

닷새 후 편작은 또 환공을 만났어. 그런데 다시 편작이 환공을 기분 나쁘게 만들었잖아.

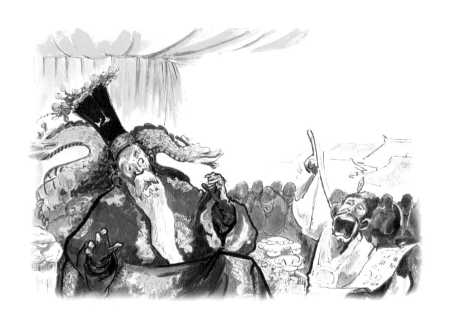

의학의 달인이랑 식사하실래요?
닥터 콜롬보의 메디컬 에피소드 1

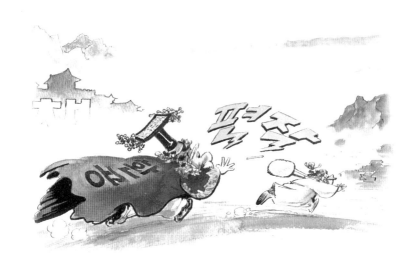

"정말 걱정입니다. 이제 병이 핏속까지 들어갔어요."

환공은 참다못해 벌컥 소리를 질렀어.

"나는 건강하다고 말하지 않았소!"

닷새 후, 이번에는 편작이 환공을 찾아가 말했지.

"임금님의 병은 위장과 내장 사이에 있으니 얼른 치료를 받으셔야 합니다."

환공은 버럭 화내며 고개를 돌려버렸어.

그러고 나서 닷새 후에는 멀리서 환공을 보자 편작이 바로 도망쳐 버렸대.

왜냐구? 환공도 몹시 궁금했나봐. 편작을 겨우 붙잡아 까닭을 물었지.

글쎄, 편작은 나지막한 목소리로 말했대요.

"병이란 살갗에 있을 때는 약과 뜸으로, 핏속에 있을 때는 침으로 다스릴 수 있습니다. 하지만 뼛속까지 들어가면 아무리 뛰어난 의사라도 어찌할 도리가 없습니다."

어떻게 된 줄 알아? 며칠 후 환공은 죽고 말았어.

간단히 말해, 편작은 어떨 땐 약을 쓰고, 어떨 땐 침이나 뜸을 써야하는지 정확히 알았던 뛰어난 의사였단 말이야.

옛날 동이족이 세웠던 중국의 은나라 시대에는 모자에 까치의 꼬리털을 끼워 의사라는 직업을 표시했대. 편작이란 이름의 뜻은 '까치'야. 그래서 중국의 전설적인 명의 중에도 편작이라 불린 의사가 여럿 있었어. 하여튼 편작은 어떤 사람의 이름이 아니라 뛰어난 의사를 부를 때 별명처럼 부르던 호칭이야.

"엄마, 까치가 어떻게 사람을 치료해요?"

그렇지? 그러다 보니 편작이 실존했던 인물이냐, 아니냐는 이야기를 하곤 해. 그러나 돈황에서 발굴된 책에도 '편작이 훌륭한 의사로서 전국을 두루 다니며 치료했다.'고 분명히 적혀 있어.

우리가 말하는 편작은 바로 '진월인'이란 이름을 가졌던 의사야. 그런데 진월인 편작이 편작 중에서 특별히 뛰어나 유명해지다 보니 본명을 대신해 편작이란 별명으로 굳어진 거야.

그런데 편작이 의사가 되기 전에는 어떤 직업을 가지고 있었는지 아니?

편작이 가졌던 첫 직업은 여관의 일꾼이었어. 워낙 성실하게, 친절하게 일하니 '장상군' 이라는 손님이 편작에게 의술을 가르쳐 주었어. 여관의 주인도 아니고 일꾼이었다고 하니 어울리지 않지?

옛날부터 뛰어난 사람들은 직업의 귀천을 가리지 않았어. 그리스의 탈레스나, 아테네의 정치가 솔론 등도 본래는 시시한 장사꾼이었다고 하지. 그리스의 철학자 플라톤을 모르는 사람은 없겠지. 그는 기름을 판 돈으로 이집트를 여행했다니, 역시 기름을 파는

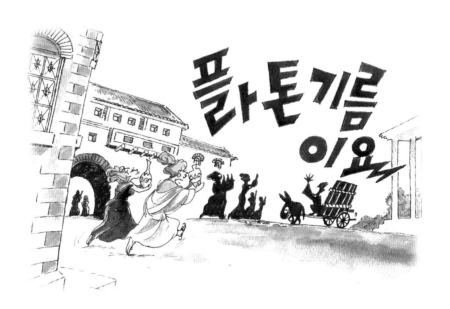

장사꾼이었지. "내일 지구가 없어진다 해도 한 그루의 사과나무를 심겠다."고 말한 철학자 스피노자는 어떻게 먹고 산 줄 알아? 유리를 깎아 안경렌즈를 만드는 일을 하며 철학을 공부했어. 독일의 천문학자 케플러는 점성술로 먹고 살았대. 점성술이 무엇이냐구? 별자리로 점을 보는 것이지. 이렇듯 직업으로 사람을 판단하는 것은 어리석은 일이야.

진월인 편작에 관해서는 또 이런 이야기도 있어.

편작은 삼형제의 막내였는데, 위나라 왕이 편작에게 물었어.

"누가 가장 실력이 좋은가?"

편작은 맏형의 의술이 가장 뛰어나고, 둘째 형님이 다음이라고 말했지. 그러자 왕은 그렇다면 가장 실력이 없는 편작이 명의로 소문난 이유를 물었지.

"맏형은 너무 실력이 뛰어나 얼굴만 보아도 무슨 병을 앓게 될지 안답니다. 병이 생기기도 전에 미리 치료해 주지요. 사람들은 형이 낫게 해 준 줄 모릅니다. 둘째형은 별로 아프지 않을 때 치료해 줍니다. 그러다 보니 환자들은 둘째형이 큰 병을 치료해 주었다고 생각하지 않습니다."

위나라 왕은 더욱 궁금해 참을 수가 없었어. 그래서 가장 실력이 없는 편작이 유명하게 된 이유를 물었지.

"저는 심하게 아파야 비로소 알아봅니다. 심한 병이라 맥을 짚어야 했고, 약을 처방하고, 또 도려내는 수술을 했습니다. 그런데 사람들은 그런 나를 큰 병을 치료해 주었다고 믿습니다. 이것이 삼형제 중 가장 실력이 모자라는 제가 명의로 소문난 이유입니다."

"엄마! 편작이 정말 멋있어요."

정말, 멋있지? 훌륭한 사람의 가장 중요한 요건은 겸손이야. 알았지?

"예~."

그런데 편작이 위대한 의사로 존경을 받는 가장 큰 이유는 무엇인지 아니?

편작이 살던 시대에는 무당들이 굿하는 것이나 아픈 사람을 치료하는 것이 별 다를 것 없었대. 그런데 편작은 주술적인 면을 완전히 없애고, 얼굴의 혈색과 생김새를 관찰하고, 주름살, 머리털, 호흡, 동작, 걸음걸이 등을 살피는 진찰의 기본을 세웠기 때문이지.

옛날에 새가 하느님의 뜻을 받아 아픈 사람을 낫게 한다고 믿었던 민족이 더러 있었어. 하느님이 있는 하늘과 인간이 있는 땅의 중간을 새가 날아다니기 때문이었지. 옛날 우리 민족인 동이족도 그렇게 믿었다고 해. 그래서 편작이 동이족이었다고 이야기하는

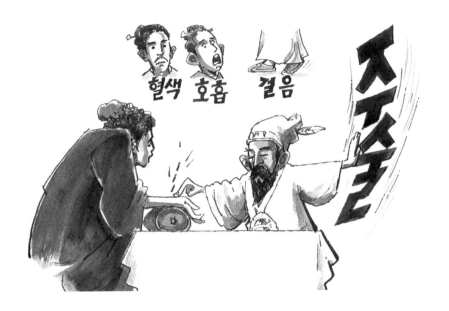

사람이 많아.

참!, 이집트의 호루스라는 신도 새 모양을 하고 있지. 호루스가 누구냐구? 바로 죽음과 부활의 신 오시리스의 아들이지. 호루스의 머리는 지금도 의사의 처방전에 'R' 란 표시로 남아 아픈 사람들을 치료하고 있지. 윤이 아빠, 그렇죠?

야, 엄마가 아는 게 대단하네. 이제 아빠가 큰일인 걸.

하하~~.

8 목숨을 걸고 나를 치료하라

필리포스(Philippos)

알렉산더 대왕을 역사에 남긴 그리스 의사

"엄마가 빵 사왔네. 맛있는 딸기 타르트는 우리 윤이 거! 아빠는 설탕이 듬뿍 들어간 타르트가 너무 달아."

"윤이는 타르트가 달콤해 좋은데……."

그래, 아빠도 윤이랑 프랑스 슈퍼마켓에서 사먹었던 타르트가 생각나네. 오늘은 단맛을 내는 설탕이 어떻게 우리 입에까지 들어오게 됐는지 엄마 이야기를 들어보자.

오늘은 엄마가 알렉산더 대왕을 치료했던 의사 이야기를 해 줄게.

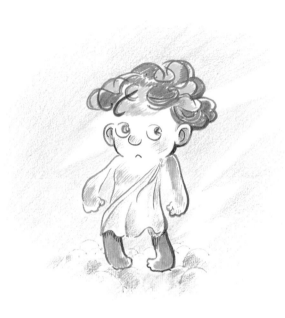

　어느 날 그리스의 변두리에서 푸른 눈과 붉은 곱슬머리를 가진 남자 아이가 태어났어. 마케도니아 사람들은 모두 모여 크게 소리 질렀대.

　"알렉산더 3세가 태어났다!"

　또래보다 체구가 작았던 이 사람을 우리는 알렉산더 대왕이라고 불러. 알렉산더가 태어날 당시 그리스는 어땠느냐 하면 말이야. 그리스 도시국가들이 페르시아랑 싸우다 보니 싸움에 재미가 붙었던 가봐. 그래서 다음엔 자기들끼리 치고받고, 으르렁댔는데 이게 펠로폰네소스 전쟁이야.

"엄마, 펠로폰네소스 전쟁을 알아요."

우리 윤이 똑똑하네. 이 전쟁이 끝날 무렵, 알렉산더의 아버지인 필리포스는 싸우다 지친 도시국가를 하나, 둘 점령해 한 나라를 만들었어. 아테네나 스파르타 같은 이름난 국가도 이루지 못했던 그리스의 통일을 변두리에 있던 마케도니아가 해버렸던 거야.

그런데 마케도니아 사람들은 표준말이 아닌 아티카 사투리를 사용했어. 이 때문에 필리포스와 알렉산더의 말을 알아듣지 못한 그리스 사람들이 곧잘 혼나거나 목숨을 잃기도 했다고 해.

참, 알렉산더의 어머니는 마케도니아보다 더 외진 동네에 살던 사람이었대. 그녀는 취미로 뱀을 키웠는데, 한두 마리가 아니라 방을 가득 채울 정도로 많았다고 해. 알렉산더의 아버지 필리포스 왕은 뱀만 보면 질색했다지 뭐야. 그래서 어머니랑 각각 따로 방을 써 사이가 좋지 않았다고 하네.

어머니는 어린 알렉산더에게 항상 이렇게 말했대요.

"알렉산더야, 너의 아버지는 필리포스가 아니라, 뱀의 모습을 한 최고의 신인 제우스 아몬이란다."

"엄마! 알렉산더 대왕이 뱀의 아들이에요?"

그럴 리 있겠니? 그러나 알렉산더는 어머니 때문에 어릴 때부터 자신이 뱀의 아들이라고 굳게 믿었어.

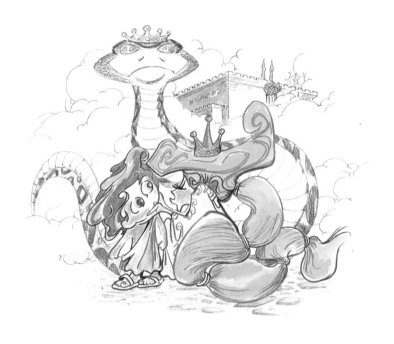

그런데 동네 사람들은 이렇게 말했다지.

"사람이 어떻게 뱀에서 태어나? 알렉산더는 당연히 필리포스 왕의 아들이지."

이 말을 듣고 잔뜩 화가난 알렉산더는 자신을 뱀의 아들이 아니라고 말한 사람들을 무려 열세 명이나 한꺼번에 죽여 버렸대.

알렉산더는 왕이 되자마자 매듭을 풀면 세계를 통일할 수 있을 거라던 고르디우스의 매듭을 칼로 내리쳐 두동강을 내고서 페르시아에 대해 소리쳤어.

"우리 한번 붙어보자!"

알렉산더 대왕은 세 차례 전투에서 모두 승리해서 결국 페르시아를 멸망시켜 버렸어.

오늘 이야기는 알렉산더 대왕이 페르시아 군을 격파하면서 야금야금 소아시아를 정복할 때 일이야. 폭풍이 몰아치듯 쳐내려가던 알렉산더의 군대가 터키 남쪽에서 여러 날을 꼼짝 못하고 있었어.

이때 페르시아를 다스리던 왕은 다리우스 3세였어. 다리우스 3세는 널리 알려진 다리우스 대왕이 아니라, 환관 바고아스 덕택에 얼떨결에 왕이 된 사람이야. 다리우스 임금은 "허허~, 알렉산더가 지레 겁먹은 모양이야."라고 허풍을 떨었다고 해.

정작 알렉산더는 원인 모를 열병에 걸려 몸을 가누지도 못했어. 알렉산더는 며칠 동안 헛소리를 할 정도로 높은 열에 시달렸다지. 그러나 알렉산더를 치료하겠다고 나서는 의사는 아무도 없었어. 알렉산더의 성격으로 보아 조금이라도 잘못 치료했다가는 살아남기가 힘들었기 때문이었지.

페르시아를 정복한 후의 이야기이지만 자신의 스승인 아리스토텔레스의 조카이자 참모였던 역사학자 칼리스테네스조차도 페르시아 방식으로 절을 하지 않는다며 바로 교수형에 처할 정도로 알렉산더 대왕의 성격은 난폭했거든……

알렉산더 대왕은 점점 생명이 위태로워졌어. 처음에는 침대에 누워 병사들을 지휘했지만 더 이상 전쟁을 계속 할 수 없을 정도로 나빠지게 됐어.

그때 짠~, 그리스의 의사 우리의 필리포스가 나섰어.

"엄마, 알렉산더 대왕의 아버지도 필리포스잖아요."

그래 우리 윤이 똑똑하네. 그는 알렉산더의 아버지와 같은 이름을 가지고 있었어. 필리포스란 이름이 멋있는 이름이거든.

"제가 대왕을 치료해 보겠습니다. 그러나……, 약을 잡수시면 며칠 동안 주무시게 됩니다."

그 말을 듣고, 알렉산더는 의사 필리포스를 힐끔 쳐다보았어. 의사는 알렉산더 대왕 곁으로 다가가 맥을 짚은 다음 다시 입을 열었어.

"이 치료방법은 바로 효과가 나타나지 않습니다. 그러나 사흘 후에는 반드시 나을 것입니다."

의사 필리포스는 갖은 약초를 구해 탕약을 달여 초주검이 되어 있던 알렉산더를 치료하려고 했어.

그때 알렉산더 대왕이 신임하던 파르메니오 장군으로부터 편지가 전달되었어. 알렉산더 대왕이 읽어보니 다음과 같은 내용이 쓰여 있었어.

"의사 필리포스를 믿지 마십시오. 필리포스는 페르시아 왕이 보

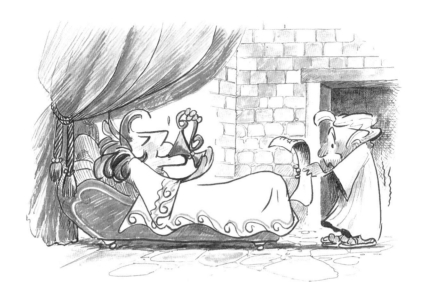

낸 암살자입니다. 페르시아 왕은 대왕을 죽이면 필리포스를 공주
와 결혼시키기로 했구요."

알렉산더 대왕은 기분이 나빠 이마를 찡그리며 마지막 줄을 읽
었어.

"제발 의사 필리포스를 조심하시길 바랍니다."

필리포스는 병사들에 둘러싸여 탕약 그릇을 들고 들어와 알렉
산더 대왕이 누운 병석 가까이 다가갔어. 알렉산더 대왕은 아무
말 없이 먼저 파르메니오 장군의 편지를 필리포스에게 건네며 약
을 받았어.

대왕은 약을 마시면서 장군의 편지를 읽고 있는 필리포스를 쳐

다보았지. 편지를 모두 읽은 필리포스는 말도 못하고 떨고 있었어. 알렉산더가 약을 마시다 말면, 그릇을 던지는 것과 동시에 병사들은 칼로 필리포스를 죽일 게 뻔했기 때문이었어.

그러나 알렉산더 대왕은 아무 말 없이 약 그릇을 깨끗이 비웠어. 필리포스는 편지를 껴안은 채 왕의 발치에 엎드려 꼼짝도 하지 않았어. 필리포스의 말대로 알렉산더는 깊은 잠에 빠져들었어. 그리고 사흘 후 알렉산더는 잠에서 깨어나 건강한 몸으로 페르시아를 없애버렸지.

그런데 알렉산더 대왕은 안타깝게도 십 년 후 같은 병에 걸려 세상을 떠나게 돼. 그때 필리포스가 곁에 있었는지는 알 수가 없어.

알렉산더의 가장 친한 친구가 대왕이 죽기 한 해 전에 비슷한 열병으로 세상을 먼저 떠났어. 그러자 알렉산더 대왕은 친구를 살리지 못한 의사를 줄줄이 십자가에 매달아 죽였대. 그러다 보니 알렉산더가 다시 아프게 되었을 때 필리포스처럼 목숨을 걸고 나서는 의사가 없게 되었지.

알렉산더 대왕도 후회했겠지. 정말 안타까운 이야기야.

윤아, 아빠 고생하는 것 봤지? 병을 치료하는 의사를 우습게 여기는 나라 가운데 잘 된 나라가 없어요. 아빠한테 잘 해야 한다.

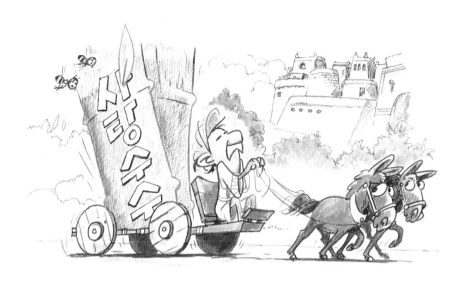

"예~. 그런데 엄마, 설탕 이야기는 없어요?"

참, 엄마가 설탕 이야기를 하지 않았네. 설탕은 알렉산더 대왕이 인도에서 가져온 거야. 인도로 쳐들어갔을 때 달콤한 사탕수수를 맛보고 놀랐다고 해. 그리스에는 꿀밖에 없었거든……. 그래서 사탕수수를 유럽으로 가져와 널리 퍼지게 되었다고 해. 알렉산더 대왕이 한 일이 많지?

9 활짝 심장을 열어 수술해 주마

존 기본(John H. Gibbon)
최초로 심장을 멈춰 수술한 의사

아빠가 만두 구워줄게. 만두는 군만두가 짱이야.

"우리 아빠, 만두쟁이~"

아빠는 어릴 때 커다란 배들이 떠있는 부둣가에 살았어. 그곳에는 중국 사람이 운영하는 빵집이 여럿 있었단다. 아빠가 자다가도 벌떡 일어나는 군만두도 있었고, '공갈빵'이라고 부르던 이~만하게 크고 둥그런 빵도 있었어. 큼직한 공갈빵은 베어 물면 속이 텅 비어 있었지. 참 허무했어.

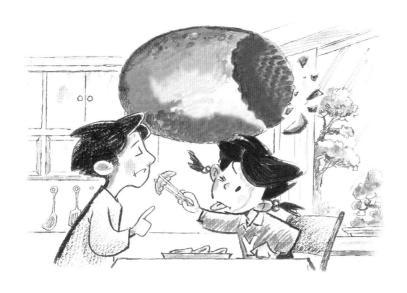

　그런데 이백 년 전까지만 해도 의사들 사이에 공갈빵을 먹을 때 기분처럼 허무주의가 유행이었단다.

　'하느님이 아프게도 만들고, 낫게도 하는데 인간인 의사가 할 일이 무얼까?'라고 생각했던 거지. 다시 말해 '타고난 운명대로 사는 게 인간인데 의사가 치료해야 뭐해?' 하는 생각이었어.

　그리고 말이야. 옛날에는 심장은 건드리지 못한다고 생각했대요. 왜냐하면 심장은 잠시라도 멈추면 사람이 살 수 없었기 때문이었지. 또 이건 철학적이고, 종교적인 문제인데……, 사람들은 영혼이 심장에 있다고 생각했어. 그래서 영혼이 사는 집을 함부로 손댈 수 없다고 생각했던 거야. 심지어 위장 수술로 이름난 의사

빌로트까지도 그렇게 생각했다지 뭐야. 그런데 참 세상에……, 우연한 계기로 심장도 수술해야 한다고 생각하게 되었어.

1927년 린드버그란 사람이 날개가 아래위 짝으로 달린 쌍엽 비행기를 몰고 처음으로 대서양을 건너 유명해졌어. 지금 사람들은 믿기 어렵겠지만, 당시에는 비행기로 난바다를 건너는 일은 기적에 가까울 때였어. 그런데 린드버그 부인의 동생은 태어나면서부터 나쁜 심장병을 앓고 있었대요. 린드버그는 그녀를 어떻게 살릴 수 있을까 고민, 또 고민했어. 미국의 억만장자였던 록펠러는 린드버그가 심장을 대신할 수 있는 기계를 개발하려 한다는 말을 듣고 뛰어난 의사와 과학자를 초빙하여 후원해 주었어. 그러나 고작 작은 갑상샘에 피를 넣어주는 간단한 장치를 만드는 것에 그쳤어.

"이때, 짠~"

하하~~. 존 기본 2세라는 젊은 의사가 샛별처럼 등장하지.

"저는 시인이 되고 싶어요."

문학청년인 기본은 문학을 전공하려다, 대대로 의사인 아버지에게 야단맞고 결국 진로를 의과대학으로 바꿀 수밖에 없었어. 만약 기본이 시인이 되고, 의사가 되지 않았다면 어떻게 되었을까? 심장수술이 몇십 년 늦어졌을 거야.

하여튼 기본은 시인다운 발상으로 누구의 도움도 없이 혼자서 심폐기라는 심장과 폐를 대신하는 기계를 고안해냈어.

하루는 쓸개를 제거하는 수술을 받았던 여인이 허파 혈관에 피 딱지가 막혀 죽는 것을 보면서 기본은 시인다운 고민을 했지.

"심장과 허파의 기능을 대신해주는 기계만 있었더라면……."

시인은 간혹 이렇게 보통 사람이 보기에 황당한 생각을 하곤 해. 그래서 플라톤이라는 철학자도 바람직한 세상이 되려면 엉뚱한 꿈을 꾸는 시인을 쫓아내야 한다고 말하지 않았을까?

"심장과 허파로 가는 피의 흐름을 단 몇 분만이라도 막을 수 있다면 심장을 꿰맬 수 있을 텐데……."

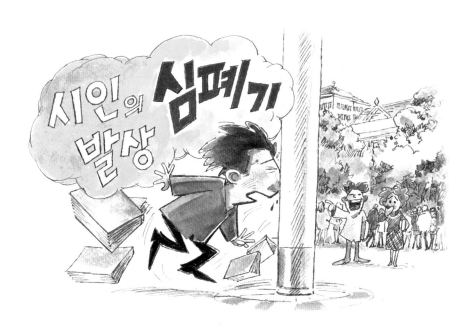

게다가 핏속에 있는 피톨은 기계의 압력에 노출되면 금방 조각
나기 일쑤였어.

기본은 삼 년 동안 이런 생각만을 하면서 살았대. 생각에 너무
골몰하다 병원 기둥에 부딪혀 넘어지기도 했지.

"저기, 몽상가가 꿈꾸며 지나가네."

다른 사람들은 기본이 지나가면 모두 수군거렸어. 한마디로 기
본은 병원에서 왕따 신세가 되었지.

"아빠, 기본이 어떡해야 하죠?"

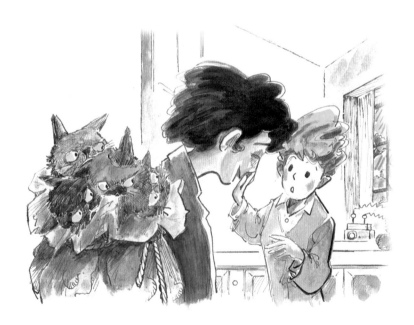

글쎄다. 그런데도 기본은 심장을 멈출 수 있는 시간을 늘리기 위해 고민했어. 그래서 자신의 위장에 고무관을 넣은 뒤 아내에게 얼음물을 넣고, 바로 항문에 체온계를 꼽아달라고 부탁해 몸의 온도를 낮추는 실험을 했어. 그러다가도 어두워지면 도시를 헤매며 참치 조각을 미끼로 뒷골목에 넘쳐나는 도둑고양이를 잡아 자루에 담아왔지.

"오늘은 도둑고양이 몇 마리 잡았어요?"

아내는 밤늦게 들어온 기본에게 언제나 이렇게 말했다지.

기본의 실험은 자신의 몸을 실험도구로 삼거나, 실험용 고양이에게 수없이 할퀴거나 물리는 정말 위험한 일이었어. 하지만, 그보다 어려운 것은 결과를 짐작할 수 없고, 많은 사람들이 불가능하다고 말하는 실험을 끈기로 버티는 일이었어.

그러던 1934년 어느 날에 말이야. 처음으로 자신이 고안한 심폐기를 고양이의 몸에 연결하였는데, 심장이 멈추었는데도 고양이가 살아있었던 거야.

"야호!!! 우리가 해냈어!"

기본은 아내를 얼싸안고 실험실 안에서 환호성을 지르며 춤을 추었다지.

결국 기본은 세 마리의 고양이가 수술 후에도 한 해 넘게 살았다고 보고할 수 있었어. 다음엔 개로 실험했는데, 심장을 열어 일

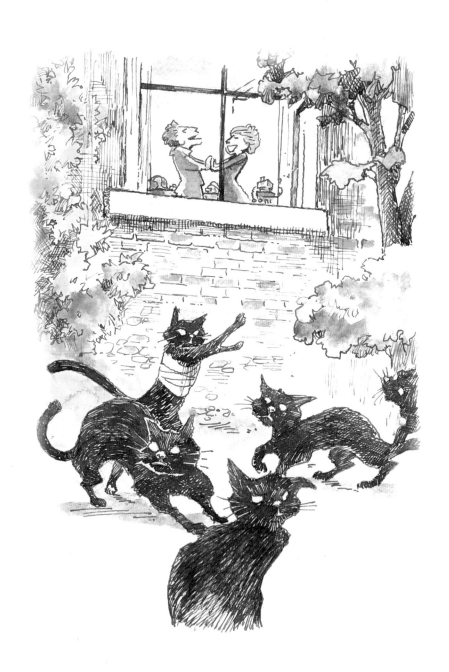

의학의 달인이랑 식사하실래요?
닥터 콜롬보의 메디컬 에피소드 1

부러 구멍을 만들고 그 구멍을 다시 꿰매는 데도 성공하였어.

기본은 미국외과의사협회에 개와 고양이로 심장 수술에 성공했다고 발표하면서 들떠 있었어.

"언젠가 제가 개발한 심폐기가 실제 사람을 살릴 수 있는 날이 오리라 믿습니다."

1953년 기본은 심방과 심방 사이에 구멍이 뚫린 심장병을 가진 대학 새내기인 소녀를 진찰했어. 드디어 5월 6일, 소녀의 심장을 심폐기와 연결하고 약 삼십 분 동안 심장이 멈춘 상태에서 구멍을 꿰매는 데 성공했어. 이를 가리켜 흔히 사람들은 '5월 6일 수술'이라고 부르지.

그러나 그 후 몇 차례 수술에 실패하자, 의사 시인인 기본은 보통사람으로는 받아들이기 어려운 이유로 다시는 심장 수술을 하지 않았어.

"태어날 때부터 심장병을 앓는 사람은 그만큼만 살라고 하느님이 정해 놓은 것이 아닐까? 인간인 내가 하느님의 영역을 침범한 것은 아닐까?"

세월이 흘러 존 기본이 심장병을 앓게 되자 친구 의사들은 풍선으로 혈관을 늘리든지, 아니면 심장의 혈관을 돌려 잇는 수술을 받자고 말했어. 물론 흉부외과 의사인 기본 자신도 그런 방법을 너무나 잘 알고 있었지.

어, 그런데 기본이 말이야. 죽어도 수술을 받지 않겠다고 고집 부리는 거야.

"난 하느님이 주신 만큼만 살 거야."

결국 어느 날 기본은 테니스를 치다 갑자기 쓰러져 죽었어. 하느님이 사람의 목숨을 결정하는데 한낱 인간이 생명을 연장시켜서는 안 된다고 생각했던 것이지.

"아빠, 그런데 이상해요. 기본이 동물실험을 하고 나서, 왜 한 동안 심장수술을 하지 않았어요?

어? 그리고 보니 정말 스무 해가 되도록 심장 수술을 하지 않았네. 아빠도 그게 이상해 기본에게 전화해 보니 기본이 이렇게 답하더라고.

"나, 그때 제2차 세계대전에 군의관으로 참전했단 말이야."

하하~.

10 나는 자랑스러운 흉부외과 의사다

오케 세닝(Åke Senning)
심장박동기를 처음 사람에게 심은 의사

이번에는 스웨덴의 의사 오케 세닝의 이야기야.

세닝은 대동맥과 폐동맥이 바뀌어 태어난 온몸이 시퍼런 심장병 환자들을 수술하는 기술을 개발한 의사로도 유명해.

세닝은 어릴 때부터 기계를 만드는 것을 무척 좋아했어.

"어? 우리 아빠도 그런데……."

그래, 아빠도 고치고, 조립하고, 칠하고, 만드는 것을 좋아하지. 그런데 세닝은 아빠보다도 훨씬 더 좋아했던 것 같아.

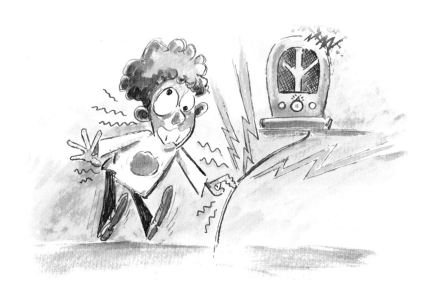

　그래서 세닝이 열두 살이 되었을 때는 진공관으로 라디오를 만드는 것쯤은 식은 죽 먹기였대요. 세닝의 라디오에선 린드버그가 대서양을 건너 파리에 도착했다는 뉴스가 나왔어.

　"야, 린드버그! 정말 짱이야."

　모험심이 강한 세닝은 뉴스를 듣고 흥분되었어.

　'위잉~'

　그때 책상 위에 있던 손전등에 손을 대자 라디오에서 갑자기 잡음이 시끄럽게 들렸던 거야. 세닝은 잡음을 줄이려고 바닥에 있던 전기줄을 잡았어.

　그 순간, 세닝은 기절할 뻔했대. 감전 당해 세닝의 심장이 잠시

의학의 달인이랑 식사하실래요?
닥터 콜롬보의 메디컬 에피소드 1

뛰지 않았던 거야. 그때부터 세닝은 "전기가 우리 몸속의 심장을 망가뜨릴 수 있다면, 반대로 고칠 수도 있지 않을까?" 이렇게 생각하게 되었어.

어느 날 젊은 여인이 불쑥 세닝을 찾아왔대요.

"세닝 박사님, 다 알고 왔어요. 심장박동기를 만들고 있죠. 박사님! 그걸 제발 우리 남편에게 심어주세요."

자신을 보자 무릎을 꿇으며 다짜고짜로 울면서 매달리는 여인에게 세닝은 말문이 막혔어.

그녀의 이야기는 글쎄, 국가대표 하키 선수였던 남편이 생굴요리를 먹다 배탈 나 입원했는데 처음에는 간이 나빠졌다는 말을 들었대. 그런데 며칠 후 엉뚱하게도 남편의 심장이 뛰었다, 말았다 한다는 거야.

심장에는 동결절이란 것이 있어 자동차 시동을 걸 때처럼 불꽃을 내는데, 그만 망가져 잘 뛰지 않게 된 것이지. 남편의 심장은 빨리 뛰었다가 느려지고, 때로는 아예 멈추곤 했대.

"세닝 박사님은 의사잖아요. 의사라면 뭔가 해보기라도 해야 될 것 아녜요!"

그녀의 말에 세닝은 뜨끔했어.

"아빠, 아빠가 도와주라고 말해 주세요."

허허~~. 우리 윤이가 급하네. 그래서 세닝은 함께 개발하던 기술자 엘름크비스트에게 말했지.

"다급한 사람이 있어요. 동물실험이 안된 심장박동기라도 바로 사람에게 심어봅시다."

그러나 기술자는 단호했어.

"동물실험도 하지 않은 기계를 먼저 사람에게 심었다가는 개발 자체가 아예 물거품이 될 수 있어요. 세닝 박사님! 박사님도 잘못 되면 감옥에 가요. 알기나 해요?"

세닝은 같이 개발하던 기술자에게 혼이 났지만 당시 세닝은 서른일곱 살의 젊은 피가 넘치는 의사였어. 더구나 세닝은 동갑내기 젊은 남자가 죽을 수밖에 없는 운명이 너무 불쌍하게 느껴졌어. 그래서 죽든 살든 의사는 최선을 다해야 한다며 끝까지 밀어붙였지.

1958년 가을, 드디어 세닝은 두 개의 전기줄을 남자의 심장에 연결하고 심장박동기를 등뼈 쪽에다 살짝 심었어. 세닝은 땀에 흠뻑 젖었지만 수술은 성공적이었고 심장은 정확하게 일분에 일흔 번씩 뛰었지.

이 수술이 세계 최초인 인공장기이식수술로 의학 역사책에 기록되는 거야.

아내 덕에 남자는 혼자 한 해의 절반 이상을 외국 출장을 다닐

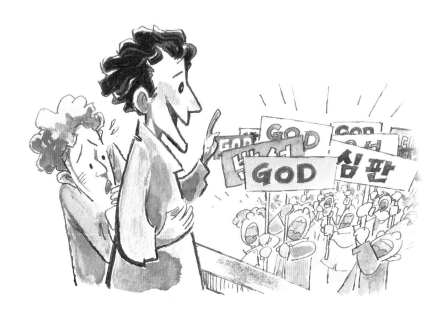

정도로 건강하게 살았어. 그 남자는 심장박동기를 넣고도 무려 사십 여년을 더 살다가 21세기에 들어서야 살갗에 생긴 암으로 죽었다지 뭐야.

세닝은 심장박동기를 성공하여 기뻤지만, 예기치 않게 종교적인 문제로 마음고생을 했어. 글쎄 말이다, 세닝의 병원 앞에는 많은 사람들이 몰려와 세닝을 비난하는 손 팻말을 들고 시위를 했대.

시위에 나온 사람들은 세닝을 향해 소리쳤어.

"세닝은 반성하라!"

"세닝은 하느님의 심판을 받을 것이다!"

여러 종교인들마저 신문과 방송에 나와 의사 세닝을 심하게 비난했어.

"하느님이 관장하는 생명을 한낱 인간이 조작해 목숨을 연장시키는 심장박동기는 하느님의 뜻을 거스르는 사악한 도구이다."

심지어 심장을 진료하는 내과의사 가운데도 심장박동기가 윤리에 어긋난다며 수술하지 말라고 세닝을 다그치기도 했어.

이렇게 궁지에 몰린 세닝을 구한 사람은 박동기를 몸에 넣은 바로 그 남자였어.

"세닝 박사는 하느님도 좋아할 참 멋진 의사예요."

그 남자는 잠시 쉬다가 이어서 말했어.

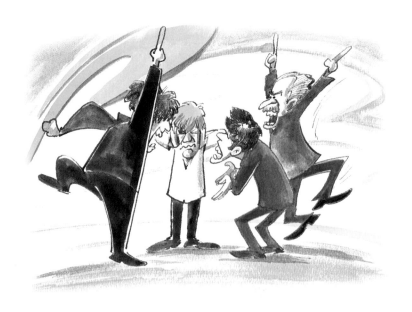

의학의 달인이랑 식사하실래요?
닥터 콜롬보의 메디컬 에피소드 1

"나는 세닝 박사 덕분에 너무 건강해 몸속에 박동기가 들어있다는 사실조차 잊곤 했어요. 나는 할 일이 너무 많았거든요."

그 후 세닝은 심장박동기 말고도 많은 성과를 남겼어.

심장을 처음 열어 심장병을 수술했던 의사 존 기본을 기억하지? 심장혈관이 좁아진 기본에게 친구 의사가 권했던 풍선으로 심장혈관을 늘리는 방법은 얼마 가지 않아 다시 좁아들어 못쓰게 되곤 했어. 그래서 세닝은 어떡하면 혈관을 오래 넓혀놓을 수 있을까 생각하다 혈관 속에 넣는 볼펜 스프링 같은 그물망(스텐트)를 개발했어. 요즘 가장 흔히 하는 심장에 대한 시술이 바로 이 방법이지.

참, 그런데 심장박동기를 넣는 수술을 하고 며칠 만에 몸속의 심장박동기가 고장이 나는 황당한 일이 벌어졌어. 다들 어쩔 줄 몰라 당황했었지.

"아빠, 그래서 어떻게 했어요?"

그런데 세닝과 동료는 비시시 웃었어.

왜냐구?

망가질 것을 대비하여 하나 더 만들어 놓았거든…….

파스퇴르가 말했잖아.

"준비된 사람에게만 기회가 다가온다."고.

우리 윤이, 알았지. 일할 때는 이렇게 잘못될 것을 대비해 철저

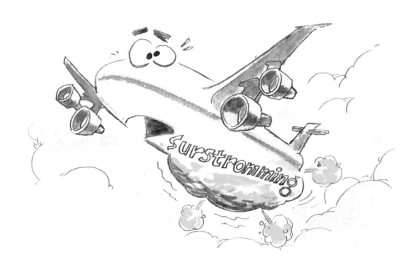

하게 준비해야 한다구……, 하하~~.

"아빠!! 세닝이 살았던 스웨덴에 가보셨어요?"

응, 스웨덴 남자랑 결혼한 친구 누나 덕에 아빠도 가 봤지. 참, 스웨덴에는 우리나라 삭힌 홍어보다 시큼한 삭힌 청어, 수르스트뢰밍(surstromming)이라는 음식이 있단다. 내뿜는 가스 때문에 폭발할 수 있다며 비행기로는 운반이 안 된다고 하더구만…….

11 현미경으로 요술을 부려볼게

안토니 반 레벤후크(Antonie van Leeuwenhoek)
장사꾼에서 과학자로 탈바꿈한 의학자

할로. 후 갓 헤트 메트 유? (안녕하세요?)

마차에서 내린 사람이 모자를 벗더니 레벤후크에게 인사했어.

"아빠, 그 사람이 누구예요?"

궁금하지? 바로 괴짜로 소문난 러시아의 표트르 대제였지.

표트르 대제가 왜 네덜란드의 시골인 델프까지 찾아와서 직접 네덜란드말을 배워 인사했겠어? 그것은 바로 안토니 반 레벤후크 라는 사람이 어느 나라에서도 구할 수 없는 정교한 현미경*을 오

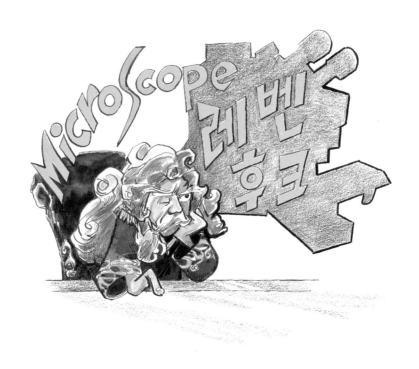

백 개 넘게 가지고 있었다는 소문을 듣고 얻으러 온 것이야.

글쎄, 표트르 대제 뿐만 아니라 프러시아의 프리드리히 대왕, 영국의 왕 제임스 2세 등, 모두 현미경을 얻으러 네덜란드 시골까지 달려왔대요. 그 중에 레벤후크에게 가장 강한 인상을 남긴 사람은 뭐니 해도 러시아의 표트르 대제야. 표트르 대제는 매일 이렇게 되뇌었다고 전해.

"레벤후크가 왜 러시아 사람이 아니지?"

표트르 대제는 레벤후크와 한마디라도 나누고 싶어 몇 개월 동안 네덜란드어를 공부했어. 마침내 표트르 대제의 소원대로 더듬

의학의 달인이랑 식사하실래요?
닥터 콜롬보의 메디컬 에피소드 1

거리면서라도 네덜란드어로 레벤후크와 몇 마디를 나눌 수 있게 되었지.

네덜란드 인사말을 들은 레벤후크는 너무나 감격했어. 이때까지 자기를 찾아온 외국 손님들 중 어느 누구도 네덜란드어로 자신에게 말 거는 사람은 없었기 때문이었지.

그런데 표트르 대제는 마무리도 잘했어. 레벤후크를 보고 멀리서 손을 흔들며 외쳤어.

앙젠남 케니스 테 마켄. (만나서 반가웠습니다.)

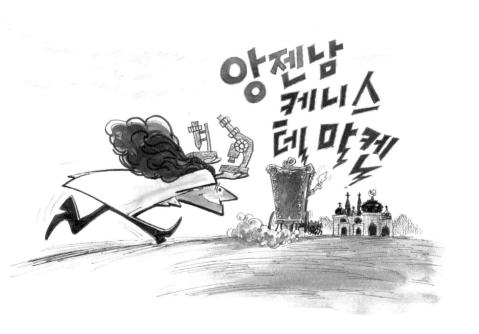

"아빠!!! 레벤후크의 기분이 정말 짱이었겠어요."

그래, 맞아. 여기서 레벤후크는 더 이상 참을 수 없었어. 레벤후크는 표트르 대제에게 다시 다가가 자신이 가장 아끼던 현미경을 두 개나 더 선물했다고 해.

그만큼 그 시대에는 레벤후크가 개발한 현미경으로 온 세상이 떠들썩했던 때였어. 그러나 수많은 사람들이 레벤후크를 만나 요술상자와도 같은 현미경을 얻고 싶어 줄을 섰지만 현미경을 하나라도 얻어서 돌아간 사람은 그렇게 많지 않았다고 해.

17세기 이전에는 생물 가운데 가장 작다고 알려진 것은 맨눈으로 볼 수 있는 치즈진드기였어. 레벤후크는 취미로 현미경을 만들다가 지구상의 그 어떤 사람보다 현미경에 대해 많은 것을 알게 되었어. 그는 시장에서 파는 현미경이 맘에 들지 않는다며 뛰어난 렌즈 가공 재주를 발휘해 훨씬 정밀한 현미경들을 직접 만들었어.

눈으로 볼 수 없던 걸 보여주는 현미경 속의 세상은 당시 사람들에게 엄청난 충격이었어.

"아빠, 레벤후크가 의사였어요?"

아니야. 레벤후크는 의사가 아니었어. 그렇다고 이름난 학자도 아니었지. 네덜란드 시골 마을의 옷감을 파는 포목 상인에 지나지 않았어. 그러나 아빠는 레벤후크가 새로운 철학을 가진 진짜 학자였다고 말하고 싶어.

"후추를 먹으면 혀가 뜨겁다고 느껴지는데…, 현미경으로 혀가 뜨거운 원인을 알아낼 수는 없을까?"

레벤후크는 후추를 물에 푼 다음, 문득 호기심에 후춧물을 현미경으로 들여다보았는데, 정말 작고 다양한 생명체들이 꼬물거리고 있었어.

레벤후크는 거울을 보다 우연히 자신의 이에 붙은 이똥을 보았어. 이똥을 떼어내어 현미경으로 들여다보니 또 작디 작은 생물들이 수없이 보였어. 레벤후크는 현미경으로 볼 수 있는 것은 모두 들여다보았어.

그런데 말이야, 어린 시절 레벤후크는 공부에는 관심이 없었고 어떻게 하면 돈을 많이 벌어 편안히 살 수 있을까 하는 생각밖에 없었대. 결국 고등학교를 졸업하자 바로 암스테르담으로 가서 포목 상인의 조수 노릇을 했어. 그 당시 옷감을 파는 상인은 아주 인기 있는 직업이었어. 삼 년의 수습기간을 거쳐 시험을 쳐야 했는데 명석한 레벤후크는 여섯 달 만에 무난히 합격했다지. 부유한 집안에서 태어난 레벤후크가 왜 포목 상인을 선택했는지 많은 사람들이 의아해했어. 그러나 레벤후크는 섬유조직을 검사하면서 돋보기를 다루는 법을 배웠어. 레벤후크는 얇은 천 속에 몇 겹으로 실이 촘촘한지 검사하는 방법을 알아냈지.

레벤후크는 현미경을 만들면서도 당시 과학계에서 유행하던 복합현미경을 거부했어. 사실 그에게는 복합현미경이 필요하지 않았지. 레벤후크가 직접 만든 현미경은 배율이 이백육십육 배나 될 정도로 성능이 좋았는데, 당시 최고 수준의 복합현미경은 배율이 겨우 레벤후크 현미경의 육분의 일 정도였어. 게다가 레벤후크의 현미경은 조절나사까지 합하여 칠 센티미터 크기밖에 되지 않았지만 복합현미경은 엄청나게 컸거든…….

레벤후크는 현미경에 대해 열심히 공부했어. 결국 레벤후크는 원하는 수준의 렌즈를 만들어줄 사람을 찾지 못하자 직접 렌즈를 만들기 시작했어. 레벤후크가 어떤 대상을 관찰하고자 할 때면 표본을 현미경에다 며칠이고 놓아두고서 생각날 때마다 들여다보았다고 해. 이러다 보니 결국 현미경을 수백 개씩 만들게 되었어. 물론 이 현미경들은 제각기 다른 목적에 맞추어 제작되었지.

어느 날, 한 네덜란드 의사가 레벤후크에 대한 입소문을 듣고 직접 현미경을 보게 되었어.

"아니 세상에, 이렇게 정교한 현미경을 인간이 만들 수 있다니……."

그 의사는 아주 감탄하며 영국의 왕립학회에 레벤후크를 소개하게 돼. 그래서 온 세계에 레벤후크라는 이름이 알려지게 되지.

"아빠!! 레벤후크가 멋있어요."

그래, 열심히 일하는 사람은 반드시 잘 되게 마련이지. 어느 여름 날, 날씨는 우중충하고 며칠째 비가 내렸어. 레벤후크의 기분도 그렇게 좋지 않았다나. 그러다 레벤후크는 생각하게 되었대.

"하늘이 뚫린 듯 비가 내리네. 빗물 속에는 무엇이 있을까?"

그래서 앞마당에서 빗물을 받아 현미경으로 관찰했어.

"어? 아주 작디 작은 것들이 살아서 움직이네."

레벤후크가 이때까지 보았던 생물보다 무려 천 배나 작은 세균을 발견하였어. 즉시 레벤후크는 이 새로운 사실을 왕립학회에 보고했으나 아무도 믿지 않았어. 왜냐하면 아무리 뛰어난 의사도, 학자도 레벤후크처럼 정교한 현미경이 없다 보니 아무도 세균을 볼 수 없었기 때문이었어.

"어디 사람이 없어 거짓말쟁이를 믿어?"

대부분의 과학자들이 레벤후크의 말을 믿지 못하겠다며 난리였지. 그러다 로버트 후크라는 과학자가 여러 번 반복하여 현미경으로 본 결과 드디어 레벤후크가 아주, 아주 작은 동물이라고 불렀던 세균을 보았어.

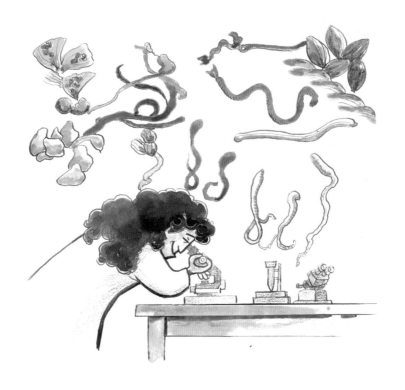

"아빠! 로버트 후크는 레벤후크의 친구예요?"

어? 정말 이름이 비슷하네.

이후 레벤후크는 사람 핏속의 붉은피톨과 정액 속의 정자를 발견하게 되었어. 그러기 위해선 깨끗한 피와 정액이 필요했는데 도통 구할 수가 없었지. 결국 신선한 피와 정액을 구하기 위해 자신의 몸에서 피와 정액을 뽑아 현미경으로 보기도 했어. 레벤후크가 자신의 정자를 현미경으로 볼 때는 정자가 빨리 죽기 때문에 맥박이 여섯 번 뛰기 전에 현미경까지 달려갔었다고 해.

"아니, 정자가 열심히 움직이네?"

그때까지 사람들은 남자와 여자가 결혼하면 어떻게 해서 아이가 태어나는지 몰랐어. 레벤후크가 정자를 발견하자 세상이 왈칵 뒤집혔어. 레벤후크는 정자가 얼마나 작은지 설명하려 했지만 정확하게 전달할 수가 없었어. 레벤후크는 고민을 거듭하던 끝에 세계의 인구와 정자의 숫자를 비교하여 정자가 얼마나 작고, 많은지 보여주기로 작정했어. 그래서 그는 자신이 잘 아는 도구인 상인의 산수를 활용하여 지구에 사는 사람의 수를 마침내 계산해냈어.

사실 레벤후크가 세계 인구를 얻어낸 계산 과정 자체는 그리 중요하지는 않아. 핵심은 레벤후크가 '정자의 크기가 얼마나 작은지'를 숫자를 빌려 표현하고자 한 덕에 인구통계학이라는 새로운 문이 열렸다는 거야.

영국에서 윌리엄 하비라는 의사가 혈액이 순환하는 것을 발견하고도 동맥과 정맥이 어디서 어떻게 바뀌는지 설명하지 못해 답답했었어. 말피기라는 의사와 함께 레벤후크는 뱀장어 꼬리에서 모세혈관을 따라 피가 동맥에서 정맥으로 흐르는 것을 확인해 주었어.

드디어 1680년 영국의 왕립학회는 과학자는 아니었지만 어느 과학자보다 수많은 새로운 사실을 가르쳐준 안토니 반 레벤후크를 정식 회원으로 받아들일 것을 제안했대.

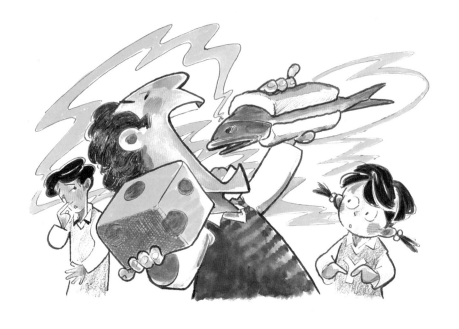

"아빠! 네덜란드에는 어떤 음식이 유명해요?"

참, 네덜란드는 치즈 말고는 별로 색다른 음식이 없네. '더치 헤
링' 이라고 절인 짭짤한 청어를 빵에 끼워 먹기도 하는데 한번 맛
들이면 우리나라 김치처럼 쉽게 잊지 못한다고 해. 그런데 아빠는
맛이 별로……

의학의 달인이랑 식사하실래요?
닥터 콜롬보의 메디컬 에피소드 1

·· 현미경, 광학 현미경

현미경을 발명한 사람은 어느 수준을 현미경이라 인정하는가에 따라 달라질 수 있
다. 일반적으로 지금과 같이 두 개의 볼록렌즈를 이용한 복합현미경은 1590년대의 네
덜란드 안경제조업자인 얀센 부자(Zaccharias와 아들 Hans)가 발명했다고 하는데,
망원경의 형태를 한 이 현미경은 주로 해양탐사를 위해 사용되었다. 그러나 레벤후크
는 색깔이 번지는 색수차 때문에 복합현미경을 사용하지 않고, 오히려 한 개의 렌즈를
이용해 복합현미경보다 훨씬 뛰어난 배율을 가진 단순현미경을 만들었다. 그러나
1830년대에 색수차를 없애주는 색지움렌즈(achromatic lens)가 개발되면서 단순현
미경을 점차 사용하지 않게 되었다.

12 아그네스는 인생의 전부야

조세프 리스터(Joseph Lister)
수술할 때 소독법을 처음 시도한 의사

김치에다 돼지고기 볶는 냄새가 끝내주네.

"청국장 만들려고 그래요."

"아, 아빠가 싫어하는 청국장!!"

아빠는 청국장을 싫어하지 않아. 아빠 친구 중에 '청국장 박사'
도 있는 걸~. 단지 즐기지 않을 뿐이지. 맛은 좋은데 냄새가 너
무 심해서……. 참, 옛날에 수술할 때 사용했던 소독약은 냄새가
아주 고약했단다. 오늘은 아빠가 소독약 이야기를 해 줄게.

의학의 달인이랑 식사하실래요?
닥터 콜롬보의 메디컬 에피소드 1

영국에서 시작된 리스터의 소독법을 홀스테드란 의사가 미국에 처음으로 도입하고자 할 때였어.

　"아니, 이런 고약한 냄새 나는 약으로 꼭 소독해야 한단 말인 가?"

　너도 나도 욕하는 바람에 홀스테드는 할 수 없이 병원의 잔디밭 에 텐트를 쳐놓고 수술할 수밖에 없었어.

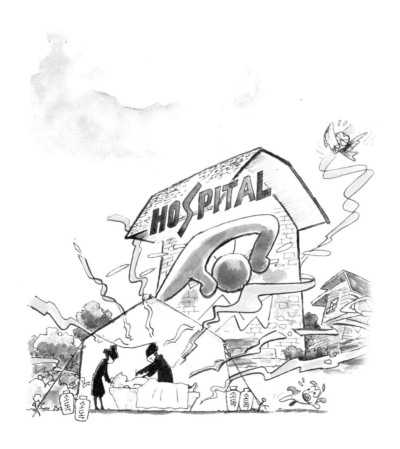

"어, 소독도 하지 않고 수술을 했어요?"

그래. 우리 윤이, 정말 황당하지? 그래서 오늘은 수술에 처음으로 소독법을 시도한 의사 리스터가 주인공이야. 지금은 우스운 이야기지만 당시에는 수술할 때 소독이 필요하지 않다고 생각했어. 수많은 의사들이 리스터가 지나가면 대놓고 비웃을 정도였단다.

"저기 넋 나간 놈 간다."

당시 영국에서는 물론이고, 미국의 의대교수들까지 리스터를 비꼬며 말했어.

"그래, 리스터! 조그만 짐승들이 어디 있어? 내게 보여주게나."

리스터의 아버지는 레벤후크와 비슷한 취미를 가졌다고 해.

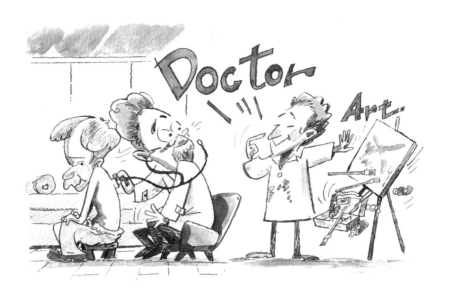

의학의 달인이랑 식사하실래요?
닥터 콜롬보의 메디컬 에피소드 1

아주 큰 포도주 상인이었던 아버지는 심심풀이로 현미경을 만들었대요. 그런데 현미경의 수준이 당시 판매되던 다른 현미경의 수준을 훨씬 뛰어넘는 품질이라서, 리스터의 아버지는 현미경 하나로 가입하기 어렵기로 소문난 영국의 왕립협회에도 들어갈 수 있었어. 아버지의 독특한 취미 덕분에 리스터는 어릴 때부터 장난감 대신에 현미경을 가지고 놀았다고 해.

그림을 잘 그렸던 리스터는 어릴 때부터 현미경으로 본 걸 족족 그림으로 그려댔어.

"우리 리스터는 나중에 유명한 화가가 될 거야."

아버지는 만나는 동네 사람들에게 이렇게 말하고 다녔대요. 그런 리스터가 화가가 되겠다고 하자 아버지는 너무나 좋아 어쩔 줄 몰랐는데, 얼마 되지 않아 리스터는 화가 되기를 포기하고 의사가 되겠다며 떠들고 다니는 거야. 아버지는 리스터의 말에 너무 실망해 며칠 끙끙~ 앓아누웠대.

그러나 의사가 된 후 리스터의 그림 솜씨는 빛났어. 다른 의사들과는 달리 논문에 직접 그린 삽화를 넣어 이해하기 쉽게 만들었어. 자신을 욕하던 의사들에게 현미경으로 본 장면을 그림으로 그려 보여주어 깜짝 놀라게도 했어. 현미경을 이용해 여러 가지 연구도 했는데, 현미경 그림을 싣는 것이 당시는 흔하지 않아 리스터는 의사협회에서 의사들을 모아놓고 현미경에 대해 강의하기도 했다네.

"리스터가 아빠만큼 그림을 잘 그렸어요?"

그럼, 아빠보다 훨씬 잘 그렸어.

그런데 리스터는 시골에서 런던으로 올라오자 종교 문제로 아주 시달렸어. 16세기부터 영국은 헨리 8세의 이혼 문제로 로마 교황청과 갈등을 일으켜 성공회라는 종교를 따로 만들었지. 그런데 리스터는 성공회를 믿지 않아 성적이 뛰어나도 좋은 대학에 들어갈 수 없었어. 더구나 골수 경건주의*자였던 고집쟁이 하숙집 주인은 웃어도 야단치고, 농담을 해도 죄라고 혼내는 바람에 리스터는 지루하고 답답하게 살 수밖에 없었다네.

오히려 잘 됐지 뭐야. 리스터에게 즐거움이라곤 책 읽기밖에 없었던 거야. 리스터는 틈만 나면 감옥 같은 하숙집을 빠져나오려 기회를 노렸어.

그러던 중 하루는 유명한 외과 의사 제임스 시미가 리스터를 불렀어.

"어이, 리스터! 나와 함께 일해보지 않겠나?"

시미는 리스터가 성실한 걸 알고 불렀던 거야. 리스터는 비로소 안정된 생활을 하게 되었어. 제임스 시미는 리스터를 친아들만큼 좋아해 결국 딸 아그네스와 결혼시켜 자신의 후계자로 삼게 되지.

의학의 달인이랑 식사하실래요?
닥터 콜롬보의 메디컬 에피소드 1

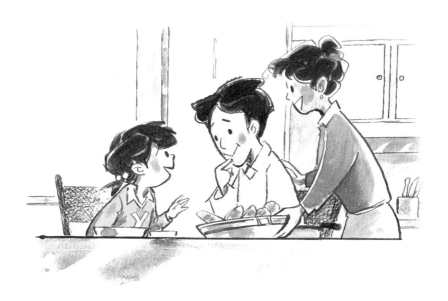

그러나 예기치 못한 상황이 벌어졌지 뭐야. 제임스 시미의 가족은 모두 성공회를 믿고 있었던 거지. 리스터의 아버지는 이렇게 말하며 엄청 화를 냈어.

"내 눈에 흙이 들어가기 전에는 다른 종교를 믿는 여자와는 절대 결혼하지 못해!"

결국 리스터는 가문에서 추방되었는데, 다시는 고향으로 내려가지 못했다고 해. 참 슬픈 일이지.

당시 사람들은 염증은 산소가 상처에 반응하여 늘 곪는 거라고 생각했어. 따라서 치료라고는 산소가 들어오지 못하게 상처를 붕대로 단단히 매놓는 방법뿐이어서 병원에는 늘 고름 썩는 냄새가 진동했어.

리스터는 여기에 의심을 품고 "그건 아닐거야, 내가 확인해 보지."하고 바로 실험에 들어 갔어.

리스터는 개구리를 이용해 상처가 썩는 과정을 연구하기로 했어. 그때 토머스 앤더슨이라는 화학교수가 한 마디 거들었네.

"리스터!, 파스퇴르의 논문을 읽어봐. 당신의 궁금증에 도움이 될 게 많을 거야."

'웬 파스퇴르?' 리스터는 의아해 하면서도 앤더슨 교수가 준 논문을 조목조목 읽어 내려갔어.

"아니, 산소가 없어도 썩기도 하고 발효도 하는구나!"

리스터는 파스퇴르의 논문을 읽고서 깜짝 놀랐어. 파스퇴르는 세 가지 방법으로 세균을 없앨 수 있다고 말했지. 첫 번째, 여과하든지, 두 번째, 끓여서 죽이든지, 아니면 약으로 죽일 수 있다는 거야.

"여과하거나 끓이는 것은 사람에게는 사용할 수 없잖아?"

리스터는 곰곰이 생각하다가 신문 기사 하나를 떠올렸어. 어느 도시의 하수도에 냄새가 엄청났는데, 석탄산을 뿌려 냄새를 없앴다는 거야. 리스터는 앤더슨 교수를 찾아가 석탄산을 조금 빌려왔어. 드디어 리스터는 상처에 세균이 들어와 곪는 것을 막으려면 석탄산에 적신 붕대로 감으면 될 것이라고 발표했어.

리스터는 수술실에 석탄산을 뿌려 소독하는 방법, 수술 기구와

장비와 세균을 옮기는 원인이 될 수 있는 부위를 소독하는 방법 등을 연구하여 결국엔 리스터의 소독법은 대부분의 의사들이 받아들이는 진리가 되었어. 그 후 소독법은 석탄산 대신 요오드와 같은 소독제를 사용함으로써 더욱 개선되었지.

"아빠, 리스터가 대단해요."

그렇지. 그러니까 수퍼마켓에 가면 리스터의 이름이 '리스테린(Listerine)'이란 입안 청정제의 상표로 남아있지.

리스터는 갖가지 동물실험으로 소독법을 개량했을 뿐 아니라, 피직이 양의 내장으로 만든 몸속에 흡수되는 실을 크롬산과 석탄산 혼합용액에 담궈 몸에서 사라지는 기간을 늘리는데 성공했어. 이 크롬화 캣갓(chronic catgut)이라는 실은 새로운 합성 흡수실이 최근에 개발될 때까지 널리 사용되었어.

그런데 말이다. 뭐 이런 일이 다 있어?

"리스터가 자신의 이름을 알리기 위해 동물을 학대하고, 마구 죽이고 있다!"

리스터가 실험을 거듭할수록 사람들의 비난은 커져갔어. 몸속에서 사라지는 실의 원료로 양의 내장을 쓰는 것도 동물을 학대한다는 비난에 한몫을 하였어. 리스터는 참다못해 자신을 괴롭히는 사람들에게 크게 부르짖었어.

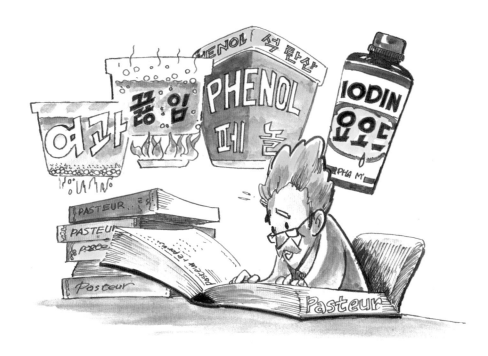

"양고기는 잘도 요리해 먹으면서, 심지어 몸부림치는 꿩들에게 무자비하게 총질을 해대는 사람들이 사람을 살리려고 실험용 쥐의 살갗에 병균을 주사하는 것을 몹쓸 짓이라고?"

그렇다고 리스터가 소독만 잘 했던 건 아니야. 리스터는 영국에서 두 번째로 뇌종양을 수술했고, 부러진 무릎뼈를 금속줄로 연결하는 새로운 기술을 개발하기도 했어. 또 유방암 수술을 획기적으로 발전시키는 등, 외과 의사로도 이름을 날렸지.

그러던 어느 날, 리스터는 생각했어,

"아그네스가 얼마나 외로웠을까? 내가 아내에게 너무 관심이 없었잖아."

리스터는 자신이 너무 바빠서 늘 홀로 시간을 보낸 아내 아그네스가 가여운 생각이 들었어. 그래서 리스터는 1893년 아내를 위로하기 위한 휴가를 떠났지. 그런데 이게 뭐야? 하필이면 첫 휴가에서 아그네스가 갑자기 죽어버렸지 뭐야.

"나 때문에 불쌍한 아내가 죽었어. 모두 내 잘못이야."

리스터는 머리채를 움켜쥐더니만, 며칠 동안 식사도 하지 않고 울었어. 그리곤 아내를 팽개친 자신이 미워 더 이상 연구도, 수술도 하지 않았고, 의사라는 직업도 포기해 버렸어.

"꼭 그렇게 하셔야 되겠습니까?"

동료의사들은 몰려가 리스트의 극단적인 행동을 말렸어. 리스터는 아무 말 없이 있다가 이렇게 말했대.

"난, 아그네스만 생각하며 살 거야."

그 후 리스터는 아그네스를 위해 종교에 심취하여 거의 수도승이나 다름없이 생활했어.

그런데 숨어 지내던 리스터를 사람들은 그냥 놓아두려 하지 않았지.

에드워드 7세가 왕위에 오르기 이틀 전에 갑자기 맹장염이 터져 위험하게 되었어. 왕의 간절한 요청에 리스터는 할 수 없이 붙들려 나와 다시 칼을 잡을 수밖에 없었어.

며칠 뒤 왕은 리스터에게 이렇게 말했다네.

"당신이 아니었다면, 나는 지금 이 자리에 앉아 있지 못할 것이오."

하하～～.

"아빠, 아그네스가 너무 불쌍해요."

아빠는 리스터가 더 불쌍한 걸. 아내가 죽자 모든 것을 포기해 버렸잖아. 아빠도 리스터 같은 의사라구. 엄마 없으면 하루도 못 살아, 정말이야.

"에이～, 아빠는 뻥쟁이야."

•• 경건주의, 퀘이커(Quaker)교

퀘이커교는 17세기에 등장한 개신교의 경건주의 종파로, 정식 명칭은 형제들의 단체(Society of Friends)이며, 1650년대에 기독교의 의식화와 신학화에 반대하였던 영국의 조지 폭스(George Fox)가 제창한 명상 운동으로 시작하였다. 퀘이커라는 이름은 하느님 앞에서 떤다는 조지 폭스의 말에서 유래했다. 퀘이커교는 성직자의 영적 우월성을 인정하지 않아 목사나 신부가 없는 특이한 예배방식을 지니는데, 주로 일정한 시간에 모여 침묵과 명상으로 예배를 드리며 계시를 중요하게 여기고 교리를 중시하지 않는다. 퀘이커교는 영국 정부에서는 탄압을 당했으나, 퀘이커교 신도인 윌리엄 펜(William Penn)이 불하받은 북아메리카 식민지 영토에 도시(현재 미국 펜실베이니아)를 세움으로써 종교의 자유를 허용받았다. 인간은 신으로부터 계시를 직접 받을 수 있다고 주장한 평화주의자들로, 인디언과의 우호, 전쟁과 노예제도 반대 등을 외쳤다.

13 몸이 아니라 머리로 일해요

요한 페터 프랑크(Johann Peter Frank)
의사는 뛰어난 경찰이어야 한다고 주장한 의사

아빠가 옛날에 태어났더라면 어떻게 되었을까?

"아마도 허준 같은 의사가 되었을 거예요."

우리 윤이, 아빠 점수를 후하게 주네. 의사 허준이야말로 얼마나 훌륭한 분인데…….

그러고 보니 말이다. 참, 사람이 시대에 맞추어 태어나는 것도 어려워.

손 씻기를 밥 먹기만큼 강조한 의사 제멜바이스도 그렇고, 지금

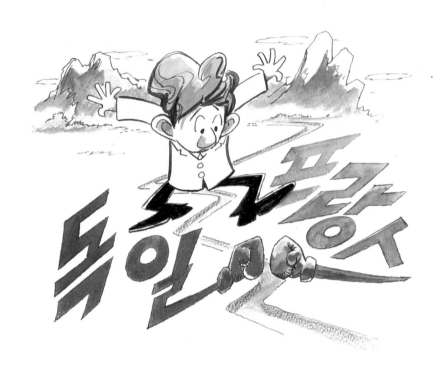

이야기하고자 하는 요한 페터 프랑크라는 의사도 그래.

때는 바야흐로 18세기 중반, 프랑스와 독일의 접경지역에서 유달리 체중이 작은 아이가 태어났어. 그 사람이 누구냐? 바로 요한 페터 프랑크지. 프랑크의 엄마는 손바닥만한 아기를 보곤 며칠 동안 눈물을 흘렸대.

프랑크가 살던 지역은 프랑스와 독일이 전쟁을 치를 때마다 국경이 변하는 지역이라, 요한 프랑크의 할아버지는 프랑스 사람이었으나 프랑크는 독일에서 의학을 공부했어. 하여튼 지금은 독일 땅이야.

의학의 달인이랑 식사하실래요?
닥터 콜롬보의 메디컬 에피소드 1

그런데 태어날 때부터 유난히 작았던 프랑크는 어렸을 때 아주 약골이었어. 어머니는 프랑크가 제대로 자라 사람 노릇이나 할까 걱정했대. 초등학교를 다닐 때 나흘이나 열이 펄펄 끓어 어머니는 혼자 중얼거렸대요.

"이젠 드디어 프랑크가 죽는구나."

그런데도 프랑크는 툴툴 털고 살아났어. 유명한 의사가 되려면 이렇게 어릴 때부터 아파야 하는 거야. 아빠도 그랬잖아.

"아빠도 그랬어요?"

응~, 아빠도 늑막염에 걸려 한 해를 쉴 정도로 심하게 아팠지. 아빠가 프랑크처럼 유명한 의사는 아니지만⋯⋯.

웬일인지 아버지는 프랑크가 무역상이 되기를 바랐대. 반면에 프랑크의 어머니는 허약한 프랑크가 목사가 되어 고생을 덜하길 원했대. 결국 프랑크는 어머니의 뜻대로 라틴어 학교를 거쳐 신학교를 다니게 되지.

그 뒤 프랑크는 보건의료 공무원으로 돌아다니며 일하다가 열여덟 살 때 하이델베르크의대에 입학하게 돼. 그러나 개혁적인 성격의 프랑크는 고리타분한 강의에 실망한 나머지 공부를 잠시 중단하기도 했어.

의사가 된 뒤 두 해 있다가 고향으로 옮겨갔는데, 결혼한 지 얼마 되지 않아 아내가 애를 낳다 죽고, 아기마저도 몇 달 있다 죽어 버렸어.

"나는 왜 이리 불행할까?"

프랑크는 몇 주 동안 먹지도 않고 눈물만 흘렸다고 해. 이러한 불행을 극복하기 위해 프랑크는 공중보건에 대한 백과사전 같은 책을 쓸 생각을 했다고 하네.

그러나 그 즈음 프랑크는 이미 온 유럽에 알려질 정도로 유명한 인물이 되어 있었어.

"무조건 피를 뽑는 치료는 당장 멈추어야 해요."

내 참, 그때는 '고갈치료'라고 하여 사람의 피를 뽑아 치료했단

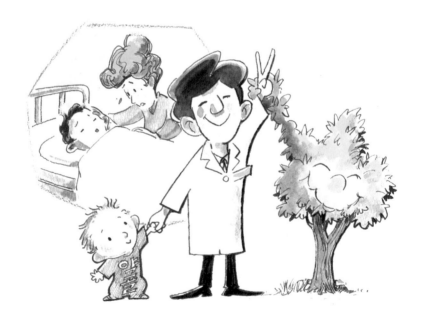

의학의 달인이랑 식사하실래요?
닥터 콜롬보의 메디컬 에피소드 1

다. 프랑크는 이러한 치료에 반대해 영양분을 먹어야 사람이 살 수 있다며 캠페인을 벌였어. 올바른 치료를 위해 프랑크는 직접 간호사들을 가르칠 학교를 만들었고, 오스트리아 황제의 명령으로 자신이 지은 시민병원을 유럽 최고의 병원으로 키웠어.

그런데 그때 황제 요제프 2세는 화려한 병원을 원했대. 프랑크는 겉만 멀쩡한 큰 병원 짓는 것에 반대했어. 프랑크는 이렇게 말했다지.

"커다란 시계는 무거운 추가 톱니바퀴를 돌리기 때문에 정확하지 않을 때가 많습니다."

이 말에 황제는 무릎을 쳤다는데, 요즘 우리나라에서는 덩치 큰 병원을 왜 그리 좋아하는지 모르겠어.

드디어 프랑크는 서른네 살 때 유명한 의료경찰에 대한 책을 내게 돼. 그 책은 프랑크가 십 년 이상 준비했는데, 출판사를 찾는데도 몇 해가 걸렸어. 그 이유는 책의 내용이 권력자들의 눈에 거슬리는 게 많았기 때문이야.

요한 프랑크는 사회가 발전하려면 의사들이 경찰처럼 위생을 감시해야 한다고 말했어.

"그럼, 경찰은 뭘해요?"

글쎄 말이다. 그때는 워낙 더러운 환경에서 살았으니까 위생을

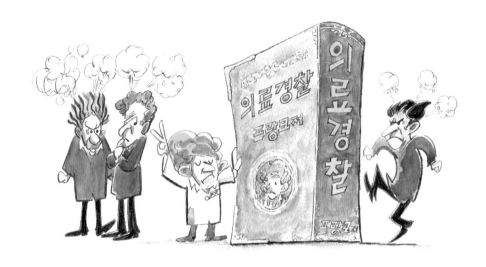

체계적으로 관리하는 공권력의 역할이 중요하다는 뜻으로 말했던 것이겠지.

병원 건축가로도 이름난 프랑크는 많은 병원을 새로 짓는 데 관여하였지. 제네바의 대학병원을 짓기도 하였고, 이탈리아의 제노아병원, 오스트리아에 있는 비엔나병원을 개혁하기도 하였어.

"이렇게 주먹구구로 해서는 안돼요. 병원 통계나 기록은 정확해야 해요."

당시는 내과의사와 외과의사의 교육이 따로 나누어져 있었어.

"내과를 공부하는 학생들도 외과 강의를 들어야 해요. 외과의사가 되려는 사람도 당연히 내과를 공부해야죠."

어느 해 천연두라고 불리는 두창이 유행하자 프랑크는 제너가

주장했던 우두 접종법을 시험해 볼 수 있는 절호의 기회를 잡게
되었지. 다음해 결국 오스트리아 정부가 프랑크의 제의를 받아들
여 천연두에 대한 접종을 하라는 법령을 발표했어.

　그런데 그게 문제였어. 프랑크가 유명해질수록 시기하고 질투
하는 의사들의 숫자는 날로 늘어났어. 힘을 가진 정치가와 고리타
분한 공무원까지 프랑크를 이리저리 따라다니며 괴롭혔어.

　게다가 프랑크에 대한 종교계의 비난은 버티기 힘들 정도로 극
심했어. 당시 프랑크는 오스트리아에서 금지된 종교단체*에 가입
한데다 책에서 타락한 성직자를 날카롭게 비판했기 때문이었지.
그러다 보니 오스트리아 최고의 명의가 다른 나라로 추방되는 사
건이 일어나게 된 거야.

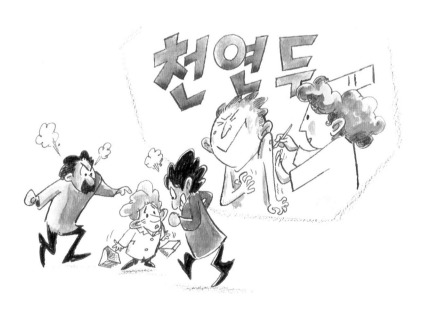

"아빠, 프랑크가 큰일났어요."

1804년 요한 페터 프랑크는 오스트리아 황제를 만났어. 프랑크가 러시아로 떠나려는 것을 알고 불쾌해진 황제가 말했지.

"당신이 훌륭한 의사인 줄 알지만 솔직히 러시아로 가건 말건 나는 상관없소. 공부만 한 사람들이란 어떻게 대우해야 좋을지 도대체 모르겠어. 조그마한 말에도 당신들의 머리는 금방 파르르 떤단 말이오."

그러자 프랑크는 황제에게 정중하게 대답했어.

"그것은 저희들이 몸이 아니라 머리로 일하기 때문입니다."

참, 아빠는 병원에서 늘 몸으로 때우는데 말이야. 하하~~.

프랑크는 삼 년 동안 러시아 황제의 주치의로 있다, 프랑스의 황제 나폴레옹이 도와달라는 요청에도 불구하고 의사를 그만둬 버렸어. 이제 다른 사람들과 싸우는 데도 지쳤고, 약골이었던 프랑크가 통풍을 앓으면서 더욱 건강이 나빠졌기 때문이었지.

결국 프랑크는 몇 년 후 죽게 돼. 프랑크라는 슈퍼스타가 죽은 후 프랑크의 위생에 관한 제안들은 모두 묻혀 버렸지. 몇십 년이 훌쩍 지나버렸어. 19세기 중반에서야 다시 공중위생이 강조되면서 프랑크의 주장이 옳았다는 것이 확인되었다나. 한 세기 정도 일찍 태어난 게 요한 프랑크의 가장 큰 잘못이었지. 왜 일찍 태어났을까? 참~.

비엔나에 가면 프랑크가쎄(Frankgasse)라는 거리가 있어. 이 거리 이름이 오스트리아에 위생법이 있게 만든 요한 페터 프랑크를 기념하여 붙인 이름이래. 오늘같이 우중충한 날엔 프랑크가쎄에서 비엔나 커피나 한잔 하고 싶어.

그런데, 윤아!! 비엔나 커피가 왜 유명한 줄 알아? 17세기 오스트리아가 오스만투르크를 물리쳤을 때 아랍에서 유행하던 커피가 유럽으로 넘어와 바로 비엔나에서 커피의 역사가 처음 시작되었기 때문이야. 아 참, 윤아! 쉰브룬 궁전의 뒤뜰에서 마셨던 비엔나 커피도 정말 맛있었는데……, 그치?

•• 금지된 종교단체, 프리메이슨 (Freemason)

프리메이슨리(Freemasonry). 1717년에 영국 런던에서 만들어진 중세 석공들의 조직인 길드를 모체로 생겨난 단체로 채석공의 연장과 용구를 상징으로 사용한다. 처음에는 석공들의 친목과 교육이 목적이었으나 17세기 들어 영국에서 사회 개선을 추구하는 엘리트들의 남성전용 사교클럽으로 발전했다. 18세기 중엽에는 영국을 넘어 유럽과 미국까지 퍼졌는데, 석공들만이 아닌 지식인, 중산층과 청교도 등을 포함한 조직이었다. 점차 현실적인 문제뿐만 아니라 윤리나 도덕 같은 종교적 색채의 행동강령이 더해지자 가톨릭 정부가 박해하기 시작했고 비밀결사의 성격을 띠게 됐다. 프리메이슨은 세계시민주의적 입장에서 관용과 도덕심, 자선, 박애를 강조하고, 세계 단일정부를 지향한다.

14 개구리 올챙이 적 생각 못 한다

에른스트 자우어브루흐(Ernst Sauerbruch)
가슴을 열어 수술하는 방법을 개발한 의사

"아빠는 수술하다 잘못된 적 없어요?"

물론 없다고는 못 하겠지. 아무리 뛰어난 의사도 실수할 수 있어. 그래서 아빠는 수술하기 전에 책을 다시 보고, 수술하다가도 동료 의사에게 일부러 확인하여 실수하지 않으려고 노력하지.

노련한 외과의사가 수술실에서 젊은 의사가 실수하는 것을 보곤 급히 손을 닦고 들어가 환자를 살려냈대. 수술이 끝난 후 단둘이 남게 되자 이렇게 말했대.

"누구나 실수할 수 있네. 하지만 유명해질 때까지는 실수해서는

의학의 달인이랑 식사하실래요?
닥터 콜롬보의 메디컬 에피소드 1

안 되네."

하하~~.

예전부터 가슴을 수술하는 것은 어려웠지만, 못하는 것은 아니었어. 슈퍼스타 군의관 장 라레만해도 여러 차례 가슴을 수술했으니까. 그러나 가슴을 본격적으로 수술한 의사는 자우어브루흐라고 할 수 있지.

자우어브루흐는 네 살 무렵 결핵으로 아버지를 여의고, 구두를 만드는 홀어머니 밑에서 어렵게 자랐어. 어머니는 아들이 바깥에서 기죽지 않고 야망을 가질 수 있도록 무던히 애썼지만, 자우어

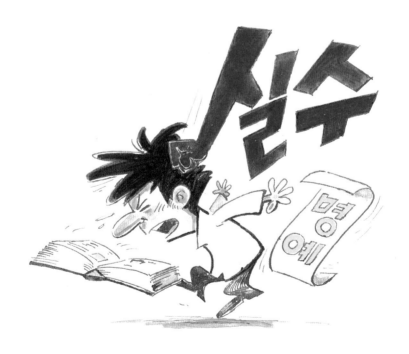

브루흐가 공부를 잘하지 못해 속을 태웠다네.

그러나 자우어브루흐는 외과의사가 되자 완전히 달라졌어. 배면 배, 팔다리면 팔다리, 수술을 닥치는 대로 해내는 만능의사가 되었어. 또 워낙 열심이어서, 밤낮 어디선가 뼈가 부러져 오는 환자만큼 자주 나타나니까 동료들은 자우어브루흐를 '꼴 보기 싫은 골절' 이라고 불렀다나.

자우어브루흐를 알아본 한 의사가 추천하여 미쿨리치 라데츠키라는 유명한 의사 밑에서 일하게 되었어. 미쿨리치는 수술할 때 처음으로 마스크를 써 역사에 이름을 남긴 의사지. 무뚝뚝한 미쿨리치는 처음부터 자우어브루흐를 미더워하지 않았다고 해. 그런데 전혀 기대하지 않았던 자우어브루흐가 가슴을 수술하는 새로운 방법을 고안해 낼 줄 어떻게 알았겠어?

어느 날, 자우어브루흐는 위장에 구멍 난 사람을 황급히 수술하면서 생각했어.

"내로라하는 의사들도 왜 가슴은 수술하지 못할까?"

"아빠, 왜 수술하지 못했어요?"

물론 자우어부르흐가 가슴을 수술하기도 했지. 그런데 수술이 잘 되어도 허파가 쭈그러들어 자주 실패하곤 했어. 왜냐하면 다른 장기와 달리 허파는 공기가 들어오게끔 늘 압력을 대기압보다 낮은 음압(陰壓)으로 유지해야 하기 때문이었어.

"그래, 그렇다면 대기압보다 낮은 압력의 방에서 수술하면 되잖아!"

자우어브루흐는 음압인 상자 안에서 개의 가슴을 열고 허파가 쭈그러들지 않은 것을 증명해 보였어.

"미쿨리치 박사님!! 가슴 수술도 가능합니다."

자우어브루흐는 자신만만하게 보고서를 제출하였어.

미쿨리치는 자우어브루흐를 머리부터 발끝까지 두어 번 훑더니만 아무 말도 없이 보고서를 책상 위로 던져버렸다네. 자우어브루

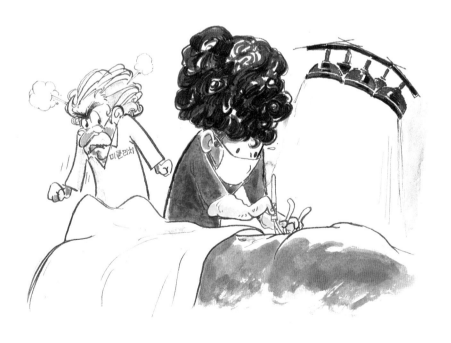

흐는 실망했지만 한번만이라도 지켜봐 달라고 간곡하게 부탁했어. 그러나 어쩐 일인지 실제로 수술해 보이던 날, 상자에 구멍이 생겨 실험하던 개가 죽어버렸지 뭐야.

미쿨리치는 화가 나 자우어브루흐에게 고함질렀어.

"당장 내 눈앞에서 꺼져!"

결국 자우어브루흐는 병원에서 쫓겨나 직장을 잃었지.

그러나 누군가 자우어브루흐에게 새로운 일자리를 마련해 주게 돼. 이 병원에서 자우어브루흐는 수많은 사람들이 보는 앞에서 과감히 수술하여 스타가 되어버렸어.

그 뒤 자우어브루흐는 세계 최초로 결핵의 후유증으로 두터워진 심장 바깥껍질을 없애는 수술까지 성공하여 흉부외과를 새로운 외과 분야로 발전시키게 되지.

지금처럼 풀무질하는 인공호흡기가 개발되기 전에는 의사들은 폐를 황당하게 치료하였어. 아예 폐가 나쁜 사람들을 쇠로 된 허파, '아이언 렁(Iron Lung)' *에 집어넣어 음압으로 인공호흡을 시켰다나? 자우어브루흐처럼 말이야······.

"어떻게 쇠를 가지고 허파를 만들어요?"

정말 그렇지?

그래서 대기압보다 낮은 음압을 이용한 수술법이나 인공호흡기는 의아스런 점이 많아. 16세기의 의사 베살리우스로부터 19세기 초 마장디에 이르기까지 여러 의사들이 입을 통해 풀무질하는 동물실험을 흔히 했었거든……. 뒤늦게 음압을 이용한 거창한 방법을 개발한 것은 지금처럼 인터넷이 발달되지 않아 서로 정보를 교환하지 않아서 일까? 하여튼 고무와 플라스틱이 개발되어 손쉽게 숨구멍 안으로 넣는 안전한 튜브가 만들어지고 나서는 음압을 이용한 방법은 완전히 사라지게 돼.

그러나 동독에서는 자우어부르흐의 입김이 너무 커 오십 년이 지난 1930년대까지 음압 수술실에서 가슴을 열어 수술을 했대. 자우어부르흐가 의학에 기여하기도 했지만 고집 때문에 발전을 늦춘 점도 있다고 할 수 있겠지. 자우어브루흐의 단점은 미쿨리치와 마찬가지로 새로운 생각을 받아들이지 못하는 고집이었던 거야.

포르스만이라는 젊은 의사가 가느다란 관을 심장에 넣는 새로운 기술을 개발했을 때 이야기야. 자우어브루흐는 자신이 미쿨리치에게 들었던 똑 같은 말을 포르스만에게 하게 되지.

"자네가 개발했다는 방법은 말이야, 서커스에서 보여주면 좋겠네."

포르스만이 다시 부탁하자 자우어브루흐는 버럭 화를 내었지.

"이놈 꺼져! 너 같은 놈은 병원에 있을 이유가 없어."

자우어브루흐는 당시로서는 엄청나게 비쌌던 프랑스 배 반 쪽과 샴페인을 먹는 것으로 하루를 시작하였어. 아침부터 마시는 엄청난 술로 인해 자우어브루흐는 갈수록 가난해졌을 뿐만 아니라, 결국 더 이상 의사 노릇을 못하게 되었어.

동료 의사들에게 평소 쉽게 화내긴 했어도 자잘한 정이 많았던 자우어브루흐가 어느 날부터 조금씩 이상한 행동을 하기 시작했어.

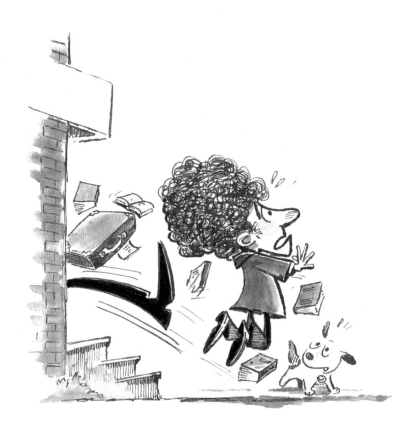

의학의 달인이랑 식사하실래요?
닥터 콜롬보의 메디컬 에피소드 1

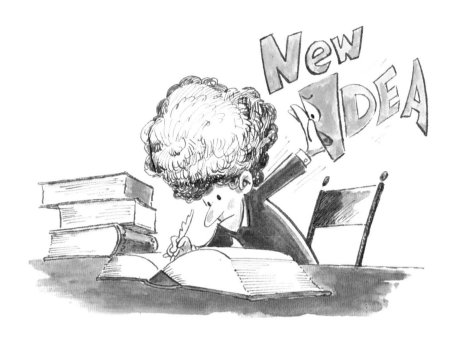

　수술하던 도중 성한 혈관을 묶질 않나, 내장을 연결하지 않고 꿰매질 않나, 여러 환자들이 잘못되기 시작했어. 젊은 의사들은 밤마다 자우어브루흐가 잘못해 놓은 것을 다시 수술하여 바로 잡는 뒤처리하느라 바빴어.

　독일이 서독과 동독으로 나누어질 때 공산주의 나라 동독을 선택한 유일한 명의가 치매에 걸려 황당한 수술을 하게 되었던 것이지.

　그러니까 의사는 젊을 때 술도 적게 마시고, 건강을 잘 관리해야 하는 거야.

"아빠도 술 그만 드세요."

그래, 우리 예쁜 윤이 생각해 조심해야지.

•• 철폐, 아이언 렁 (Iron Lung)

　20세기 초 우리나라에서 소아마비라고 불리는 회백수염이 크게 유행하였는데, 호흡을 마비시켜 많은 사람이 사망하였다. 1929년 미국 학자 필립 드링커(Philip Drinker)가 호흡 원리를 연구하던 중 근육이 수축하면 호흡이 유지된다는 것을 알아내곤, 두 대의 가정용 청소기를 이용해 머리를 제외한 모든 몸을 큰 쇠통에 집어넣어 대기압보다 낮은 음압으로 호흡을 조절하는 보조기구를 발명하였다. 1932년 보스턴 어린이병원에서 처음 사용되었는데, 한때는 얼마나 많은 철폐를 가지고 있는 병원인지가 우수한 병원의 잣대가 되었다. 그러나 1950년대에 소크(Salk)가 소아마비 백신을 발명하고, 풀무질의 원리를 이용한 단순한 호흡기가 개발되고 나서 사라지고 말았다.

의학의 달인이랑 식사하실래요?
닥터 콜롬보의 메디컬 에피소드 1

15 조막손 의사가 본 것은 무엇이었을까?

노구치 히데요(野口英世)
하루 세 시간도 자지 않고 노력한 의사

　미국의 메이저리그 야구 선수 중에 장애인 투수가 있었어. 그 이름은 짐 애보트(James Anthony Abbott). 태어날 때부터 오른손이 없던 짐 애보트는 야구선수가 되기 위해 밤낮으로 벽에 공을 던지며 혼자 연습을 했다고 하네. 오른 손목으로 야구 장갑을 옮기고 왼손으로 공을 던지는 기술을 개발해 메이저리거 투수가 되어 노히트노런이라는 보통사람도 하기 어려운 기록을 달성하기도 했어. 한손으로 안타도 쳐냈고, 서울올림픽의 결승전에서 미국의 선발투수로 나와 미국팀을 우승으로 이끌기도 했지.

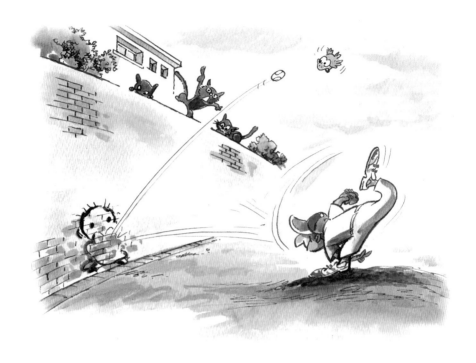

갑자기 왜 야구 이야기가 나오냐구? 이번 엄마 이야기는 짐 애보트와 비슷한 조막손 의사 노구치 히데요가 주인공이야. 당신, 노구치 이야기 시작하죠?

그래, 엄마가 이야기할게. 노구치는 19세기 말 일본에서 아주 가난한 농사꾼의 아들로 태어났어. 돌이 갓 넘었을 때 어머니가 농사일로 나간 사이 화롯불에 넘어져 왼손에 화상을 입고 그만 손가락이 엉겨붙었지 뭐야. 그래서 노구치의 어릴 때 별명도 바로 '조막손' 이었어.

"야, 돈가스다~~"

이야기를 듣다 말고 소리를 지르는 것을 보니 우리 윤이 돈가스를 정말 좋아하는구나. 정말 그렇지, 독일에서도 슈니첼을 좋아했었잖아?"

"어? 돈가스가 슈니첼이에요?"

그래, 돈가스는 독일, 오스트리아의 슈니첼이 일본으로 들어오면서 조금 바뀐 거야. 아빠는 슈니첼과 함께 마시던 진한 맥주가 생각날 것 같은데……. 아네요?

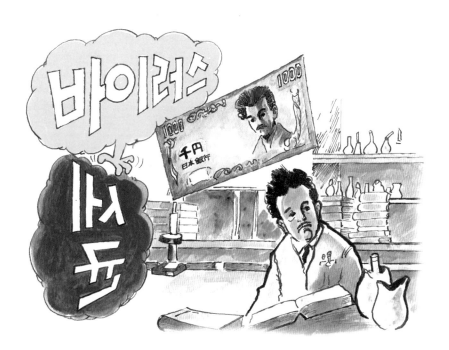

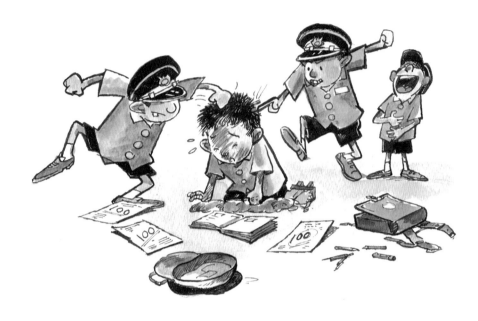

　우리나라 만 원짜리 종이돈에는 세종대왕이 그려져 있지. 그러면 우리나라의 만 원짜리와 비슷한 일본 천 엔짜리에는 누가 그려져 있을까?

　바로 조막손 의사 노구치 히데요야. 지금도 일본 사람들이 가장 존경하는 의사로 도쿄에 있는 우에노 공원에 동상이 있어.

"어? 우에노 공원에 또 무엇이 있더라?"

　야, 우리 윤이가 노구치만큼 똑똑하구나. 일본 왕자를 가르쳤던 왕인 박사의 기념비가 있어.

의학의 달인이랑 식사하실래요?
닥터 콜롬보의 메디컬 에피소드 1

가난한 노구치가 '조막손'이라고 놀림을 받으면서도 공부는 맨날 일등만 하니 노구치를 싫어하는 아이들이 몹시 많았대. 노구치는 쇠똥에 머리를 처박히는 괴롭힘까지 당할 정도로 왕따였다고 해. 그래서 학교 가는 길목에 쪼그려 앉아 울 때도 많았대.

"나도 지지 않을 테니까 너도 지지 마라."

그때마다 노구치의 어머니는 이렇게 말하며 학교를 가지 않겠다던 노구치를 야단쳤대요.

"어? 엄마, 눈물이 나려고 해요."

그래, 노구치가 너무 불쌍하지. 그러나 노구치는 그 정도로 주저앉을 사람이 아니었어. 그는 단 한 마디를 했을 뿐이야.

"공부만 잘 하면 되지 뭐."

노구치는 혼자 공부하여 영어와 독일어를 원어민처럼 말할 수 있었다고 해. 당시 노구치가 살던 일본에서는 의과대학을 나오지 않아도 의사가 될 수 있었어.

노구치는 도쿄로 온 바로 그해에 남들은 십 년 이상 걸리는 의사 시험에 바로 합격해 버렸어.

노구치의 공부법은 아직도 일본에서는 전설처럼 내려오고 있지. 노구치는 하루에 세 시간 이상 자지 않고 공부만 했대. 그만큼 노력했다는 뜻이야. 노구치의 원래 이름은 '세이사쿠'였으나 소설책에서 세이사쿠가 똑똑하지만 게으른 인물로 나오는 것을 읽곤 당장 이름을 히데요로 바꿀 정도로 게으른 것을 싫어했어.

그러나 노구치는 자리를 얻을 수가 없었어. 도쿄대학 같은 쟁쟁한 대학을 나온 의사들이 일본의 의료계를 꽉 잡고 있었기 때문이지.

"대학도 나오지 않은 놈이 연구는 무슨 연구?"

그러던 어느 날 노구치에게 기회가 왔어. 미국 의사 사이먼 플렉스너가 일본에 왔다가 미국인처럼 영어를 잘하는 노구치를 보고 놀랐어.

"정말 뛰어난 의사구나. 네가 필요하면 부탁해."

미국 의사는 곧 잊어버렸지만, 며칠 뒤 '똑, 똑' 노구치가 플렉스너 교수의 방문을 두드렸던 거야. 플렉스너는 노구치의 집념에 반해 조수로 발탁하게 되었지. 노구치는 일본을 떠나며 한마디 멋있는 말을 했어.

"과거는 바꿀 수 없어도 미래는 바꿀 수 있다."

미국에서도 노구치는 세 시간 이상 잠자지 않았어. 그래서 사람들은 조막손 노구치를 '세 시간'이라는 별명으로 바꿔 불렀다고 해.

의학의 달인이랑 식사하실래요?
닥터 콜롬보의 메디컬 에피소드 1

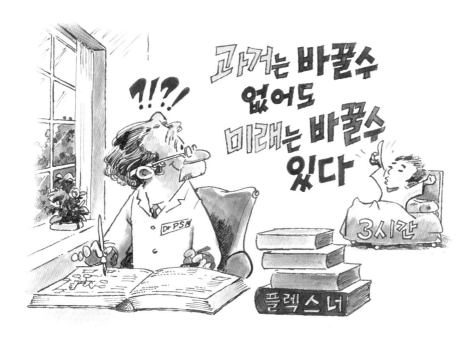

"엄마, 세 시간만 자고 사람이 어떻게 살아요?"

글쎄, 말이다. 엄마도 어렵겠는데……. 하루는 플렉스너가 방울뱀 독을 치료할 수 있는 약을 삼 년 안에 만들려는 계획을 세웠어.

"스승의 은혜에 꼭 보답해야지."

노구치는 단 여덟 달만에 치료제를 만들어 스승과 미국 사람들을 깜짝 놀라게 했어. 사람들은 입을 모아 이야기했어.

"역시 노구치구나!"

그래서 스물여덟 살이라는 젊은 나이에 동양인으로는 처음 록펠러 의학연구소의 수석연구원이 되었지. 이곳에서 노구치는 매독균을 발견하였는데, 매독은 당시 정신병을 일으키는 무서운 병균이었지. 노구치는 매독균을 발견하여 하루아침에 스타가 되면서 노벨상 후보에도 올랐어. 그러나 노구치는 제2차 세계대전 때문에 노벨상을 받지 못했대. 더욱이 그때 일본은 전쟁을 일으킨 나라였잖아.

노구치가 잠시 일본에 들렀을 때야. 당시 요코하마에는 사람들이 구름처럼 몰려와 노구치를 환영했는데, 너무나 열광적이어서 '노구치 열기'라고 불렀다고 그래. 그러나 많은 의사들은 뒤편에서 노구치를 의심스런 눈빛으로 바라보았대.

1920년 노구치는 황열병* 백신을 만들었지만 효과가 별로 없었어. 그때 노구치의 머리를 스치는 생각이 있었어.

'황열병엔 두 가지 종류가 있을 거야. 그래서 내가 만든 백신이 듣지 않는 것이 아닐까?'

호기심은 결국 노구치를 아프리카로 달려가게 했지. 노구치는 아프리카에서 수백 마리 원숭이로 황열병을 연구하기 시작했어. 그러다 안타깝게도 노구치도 황열병에 걸리고 말았어.

노구치는 높은 열로 의식이 희미한 상태에서 마지막 말을 남겼어.

"나로서는 알 수 없다."

쉰한 살밖에 되지 않는 아까운 나이였어.

엄마 이야기 재미있지? 그럼 이제 아빠가 노구치 이야기를 마무리할게.

그런데 말이다. 노구치가 죽은 다음에 노구치에 대한 평가는 나쁘게 바뀌게 돼. 왜냐하면 노구치가 발견한 소아마비, 광견병, 황열병 같은 병을 일으키는 병원체는 세균이 아니라 바이러스로 밝혀진 것이야. 당시에는 전자현미경이 발명되지 않았던 시절이었기에 보통 현미경으로는 발견할 수 없었던 것이었어.

그렇다면 노구치가 거짓말한 것이 아니라면 말이야, 노구치가 본 것은 무엇이었을까?

"아빠, 무엇이었어요?"

음~, 아빠도 정말 궁금해.

•• 황열병(yellow fever)

황열 바이러스가 옮기는 병으로 쿠바의 의사 카를로스 핀레이(Carlos Finlay)가 모기를 매개로 한 감염이라는 사실을 처음 주장했다. 미군 군의관인 월터 리드(Walter Reed)가 파나마 운하 건설 때 모기 방역으로 황열병을 막아 핀레이의 이론이 옳다고 증명했고, 1901년 황열 바이러스를 발견하였다. 일본의 세균학자인 노구치 히데요는 황열병을 연구하다가 황열병에 걸려 사망했으며, 이후 남아프리카 출신의 미국 미생물학자 막스 타일러(Max Theiler)가 황열 백신을 개발하여 1951년에 노벨 생리의학상을 수상했다.

16 의사는 호기심 때문에 살고 죽어요

존 헌터(John Hunter)
외과의사를 과학자로 끌어올린 기발한 의사

옛날에는 수술보다 꿰맨 실이 문제가 되곤 했어. 실 때문에 염증이 생겨 잘못되는 수가 많았다고 해. 그래서 존 헌터는 실의 양 끝을 남겨두었다가 나중에 상처 밖으로 살짝 *끄*집어내는 기찬 재주를 부렸다고 해.

헌터의 제자인 필립 싱 피직(Philip Singh physics)은 새로운 아이디어를 생각해냈어.

"아니, 몸속에서 사라지는 실을 만들면 되잖아."

그래서 피직은 양의 창자 중에서 점막 아래쪽 조직만 사용해 몸속에서 저절로 사라지는 실을 개발했어. 이 실을 캣갓(catgut)이라고 불러. 말 그대로라면 '고양이 내장' 이란 뜻인데, 실제로 고양이가 사용되었던 적은 없다네.

이렇게 저절로 사라지는 실은 몇십 년 후 조세프 리스터라는, 소독법을 수술에 도입한 의사에 의해 한층 개량되어 널리 사용되게 돼.

피직이라는 의사의 이름이 나와서 이야기인데, 피직은 낮이고, 밤이고 밀려오는 환자에 치여 결국엔 수술을 마친 후 바로 과로로 죽는 바람에 아직도 미국에서는 최고의 의사로 꼽히고 있어. 젊을 때 피직은 존 헌터가 워낙 유명하다는 말을 듣고, 헌터의 제자가

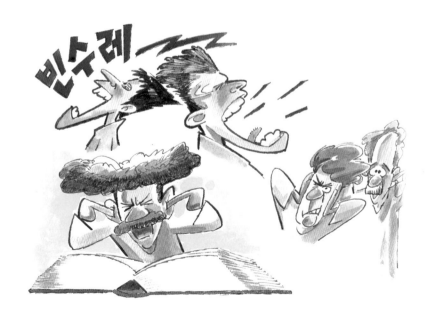

되고 싶어 대서양을 건너 영국으로 달려왔어.

"아빠!! 주인공 헌터는 언제 나와요?"

이제 바로 나올 거야.

그런데 하루는 미국에서 필립 싱 피직의 아버지가 헌터를 찾아왔어. 피직의 아버지는 아들을 맡겼으니 인사를 드리러 왔던 거야.

"아버님께 보여드릴 게 있습니다."

갑자기 헌터는 차를 마시다 말고 피직의 아버지를 데려갔어. 피직의 아버지는 어리둥절하며 헌터의 뒤를 따랐지.

두 사람이 다다른 곳은 바로 해부실이었어. 해부실 침대에는 서너 명의 죽은 사람들이 누워 있었어. 헌터는 이들을 보여주며 말했다네.

"이게 바로 아드님이 제 지도를 받으며 배우게 될 가장 소중한 책들인 셈입니다. 다른 것들은 전혀 가치가 없어요."

피직의 아버지는 놀라 밖으로 뛰어나와 식은땀을 흘렸대. 아버지는 아들이 고상한 지식을 배우러 미국에서 영국까지 왔다고 생각했을 텐데 말이야.

"피직의 아버지가 기절했겠어요."

얼마나 놀랐겠어. 하하~~. 오늘은 가식을 싫어하고 오로지 일만 했던 의사, 심지어 일하는 시간을 빼앗긴다며, 수술이 없는 일요일 아침 여덟 시에 결혼식을 올렸던 엽기적인 의사 헌터가 주인공이야.

그런데 헌터가 어릴 때 그의 부모는 헌터가 저능아인 줄 알았대요. 헌터가 말하는 것이 워낙 늦어 한때 아버지는 헌터가 벙어리인가 싶어 속을 태웠을 정도였대. 다른 형제들이 모두 글을 읽을 때에도 유독 존 헌터만이 글자를 몰라 어머니도 무척 걱정했어.

헌터는 항상 "제발, 형 윌리엄처럼만 좀 해 봐."라는 말을 듣고 자랐어.

그러나 헌터의 아버지는 헌터를 함부로 야단칠 수가 없었어. 왜냐하면 헌터의 형제는 모두 열 명이었는데, 일곱 명이 어릴 때 죽는 바람에 조금 모자라는 아들이긴 해도 또 잃을까 걱정했기 때문이야.

그런데 말도 잘 못하고, 글도 잘 못 쓰던 헌터는 어릴 때 유난히 개구지고 호기심이 많았다고 해. 젖니가 빠지자 어린 헌터는 애꿎은 닭의 벼슬에 자신의 이를 옮겨 심었어. 또 갖가지 새알을 수집해 모양에 따라 나눠 쌓아놓거나, 곤충이란 곤충은 모조리 잡아 이리 보고 저리 보고 했다는 거야.

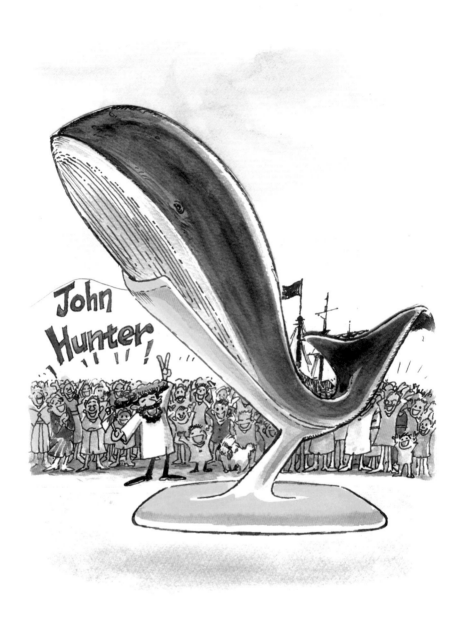

의학의 달인이랑 식사하실래요?
닥터 콜롬보의 메디컬 에피소드 1

"사람은 왜 닭처럼 달걀을 낳질 않아요?"

자주 괴팍한 질문을 해 주변 사람들을 당황하게 만들었지.

결국 지진아 헌터는 스무 살이 되었지만 제대로 일자리를 구할 수가 없었어.

"형은 똑똑한데, 도대체 동생은 왜 그래?"

동네에서도 헌터 집에 바보가 있다고 수군거렸지.

그러던 얼치기 헌터에게 기회가 왔어. 아버지는 나이 먹도록 빈둥빈둥 놀기만 하던 헌터를 보다 못해 런던에 있는 형 윌리엄에게 보냈어.

그런데, 짠~. 여기서부터 존 헌터의 새로운 이야기가 시작되는 거야.

"아빠! 헌터가 갑자기 수퍼맨이라도 돼요?"

그래, 바보인 줄 알았던 헌터가 말이야. 살아있는 동물을 해부하여 표본을 만드는데 남다른 재능을 보이는 거야. 어릴 때부터 많이 해봤잖아? 헌터는 아주 작은 꿀벌부터 큰 동물에 이르기까지 능숙하게 해부해 버렸어.

헌터는 쿡 선장이 오세아니아와 남극을 여행하고 고향으로 끌고 왔던 큰 향유고래도 템즈강의 방파제에 매놓고 도끼로 찍어 결국 표본을 만들었어.

그런데 그때 의사들은 가발을 써야 진료할 수 있었대. 형 윌리엄은 가발을 쓰는 기본적인 예의조차 지키지 않았던 샐쭉한 붉은 머리 동생이 미덥지 않았어. 동생을 설득해 런던 신사처럼 고상한 말과 행동을 가르치는 옥스퍼드대학의 강좌에 보내기도 했지.

헌터는 견디지 못해 뛰쳐나와 버렸어.

"와! 그 사람들은 나를 마치 나이 든 귀부인처럼 만들려고 했어. 옛날 말뿐만 아니라 고상하게 폼 잡는 법을 가르치려 했구. 난 그 모든 것을 자그마한 곤충인 이를 눌러 죽이는 것처럼 단번에 물리

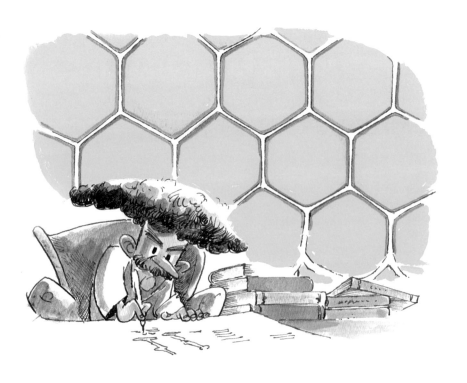

의학의 달인이랑 식사하실래요?
닥터 콜롬보의 메디컬 에피소드 1

쳤지."

형은 결국 포기하고 헌터를 다시 해부실로 데려왔어. 형 윌리엄 은 존 헌터를 보기만 해도 답답해서 잔소리를 했어.

"정신 좀 차려. 그렇게 살아 어떡하겠니?"

헌터는 번잡스럽게 보였던 자신에 대해 이렇게 말했어.

"내 머리는 벌집과 비슷해. 어수선한 것같이 보이지? 그러나 깔 끔하게 정리되어 있어. 나는 누구보다 자연이란 창고에서 꿀을 꺼 내 벌집에 지식을 듬뿍 모을 수 있다구……."

그러나 이때 벌써 헌터의 강의 실력은 형 윌리엄을 훌쩍 넘어서 고 있었어.

헨리 클라인이라는 의사는 헌터의 강의를 처음 듣고 이렇게 말 할 정도였어.

"이때까지 나는 모두 헛것을 배웠어. 헌터의 강의는 여태까지 들었던 어떤 강의와 비교할 수 없을 정도로 뛰어나."

고무가 없던 시절에 헌터는 사람의 위장 속으로 뱀장어 껍질을 밀어넣어 위를 씻거나 죽을 넣어주는 독특한 아이디어를 내기도 했지. 해부학자로서 림프계에 대해 조사하기도 했고, 뼈가 어떻게 자라는지도 연구했어.

위장 속에 넣는 뱀장어 껍질은 나중에 헌터의 제자 피직에 의해 고무로 된 관으로 바뀌어 숱한 생명을 구하게 되지.

"아빠! 헌터가 궁금한 게 많았던가 봐요."

그래, 헌터가 얼마나 호기심이 많았던지를 단번에 알 수 있는 이야기가 있어.

18세기 영국에 이백사십 센티미터 되는 거인이 살았어. '아일랜드의 거인' 이라는 별명을 가진 '오브라이언' 이라는 남자였어. 연예인으로 활동하다 술에 취해 모든 재산이 든 지갑을 잃고 실의에 빠져 죽게 되었지. 헌터는 도대체 거인의 몸은 보통 사람과 어떻게 다른지 궁금했어.

오브라이언도 눈을 감는 순간까지 헌터가 혹시나 자신을 표본으로 만들지 않을까 걱정했다고 그래. 그래서 거인은 죽기 전에 납으로 봉한 관을 깊은 바다에 던져 달라는 말을 남겼지.

그런데 헌터가 오브라이언을 그대로 놔뒀겠어?

헌터는 배가 도착하기를 기다리던 인부들에게 술을 먹여, 오브라이언의 몸을 빼돌리고 같은 무게의 돌을 넣었다고 해. 그래서 오브라이언의 뼈는 지금도 영국외과학교 박물관에 잘 보관되어 있지. 하하~~.

헌터는 외과의사로도 뛰어났어. 다리의 동맥류라는 혈관에 생긴 꽈리를 없애는 새로운 방법을 개발해 몇 천 명의 사람들을 다리를 자르는 고통에서 벗어날 수 있게 해 주었어.

헌터는 수술을 잘하지 못하면서 입으로만 떠드는 외과의사들을

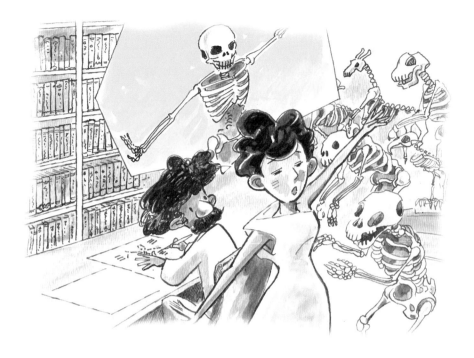

매우 싫어했대. 헌터는 그들을 향해 이렇게 말했지.

"수술 못하는 의사들이 꼭 저래. 수술은 외과의사들의 자질을 드러내는 침묵의 고백이야."

"아빠는 수술실에서 화내지 않아요?"

그럼. 아빠는 '수술실의 신사'로 불려. 수술실에서 쓸데없이 고함지르는 의사가 많지.

헌터의 방은 물론, 정원까지도 인간과 동물의 뼈로 골고다 언덕처럼 보였어. 존 헌터는 집안으로 들이기에 너무 큰 기린 표본마

저도 다리를 잘라 키를 줄인 다음, 가까스로 거실로 들여와 다시 다리를 붙였어. 그러나 아내인 앤 홈*은 헌터에게 한마디 잔소리도 하지 않았대.

우리 윤아, 헌터의 아내는 참 착한 여자지. 그러니까 앤이 불렀던 노랫말까지 지금도 전해 내려오지. 또 윤이처럼 아주 예뻤던가 봐. 작곡가 하이든이 영국에 왔을 때 앤 홈에게 반해 여러 편의 노래를 지었다고 해.

앤은 헌터가 자신의 몸으로 실험하다가 병에 걸려 결혼할 수 없게 되자 병이 나을 때까지 삼 년이나 군말 없이 기다려주기도 했어.

헌터는 예순이 넘어 회의하던 도중에 갑작스럽게 죽었어. 우리 몸의 가장 큰 혈관인 대동맥이 부풀어 터진 것이지. 젊을 때 실험 대상을 구하지 못하면 자기 자신의 몸에 직접 실험을 했었는데, 그 후유증으로 죽고 말았지. 못말리는 호기심이 결국 헌터를 죽인 셈이지.

존 헌터는 어린 시절 스코틀랜드에서 자랐어. 스코틀랜드에는 헌터가 좋아했던 순대가 있어. 양의 위장에 부스러기 고기를 채운 해기스(Haggis)라는 순대인데, 아빠가 먹어보니 그런대로 먹을 만했어. 언제 아빠랑 같이 먹어 볼래?

의학의 달인이랑 식사하실래요?
닥터 콜롬보의 메디컬 에피소드 1

"네, 좋아요, 아빠!"

음~. 스코틀랜드에서 우리 윤이와 순대를 먹는다……,

어서 그날이 왔으면 좋겠네.

•• 앤 헌터(Anne Hunter, 앤 홈 Anne Home)

존 헌터의 아내로 결혼 전의 이름은 앤 홈(Anne Home)이다. 1742년 외과의사인 로버트 홈(Robert Boyne Home)의 맏딸로 태어나 1821년에 사망했다. 시인이자 극작가로 어린 시절부터 감성적인 서정시를 발표하여 두 권의 시집을 출간했다. 당시 최고의 작곡가인 하이든(Franz Joseph Haydn)의 '인어의 노래' 등 무려 14곡의 가사를 쓴 시인으로 '하이든의 뮤즈(음악의 여신)'라는 별칭을 얻었으며, 그 외 여러 노래의 가사를 써 18세기 후반 가장 성공적인 작가로 꼽힌다.

17 책은 절대 두껍게 쓰는 것이 아니야

알 라지(al-Razi)
자신이 쓴 책에 맞아 죽은 의사

"아빠는 눈뜨자마자 바로 커피를 마셔요?"

그래, 어떻게 하다 보니 커피에 길들여졌네. 프랑스의 소설가 발자크는 평생 오만 잔의 커피를 마셨다고 그래. 아빠도 더 마셔야 발자크처럼 유명한 작가가 될 수 있겠는 걸……. 하하~~.

커피는 옛날부터 아랍에서 널리 마셨다고 그러지. 7세기 무렵 이슬람교가 퍼졌을 때, "너희는 마시지 말지어다."라는 코란의 한 구절을 문제 삼아 커피를 많이 마셔도 좋은가 논쟁이 벌어졌을 정도였다네.

커피의 카페인은 사람을 오래 살게 만들고, 다이어트 효과도 있다고 그래. 당뇨가 잘 조절되지 않을 때도 그런대로 좋다고 하고……. 그러나 커피를 즐기는 것은 어른이 되고 나서야, 알겠지?

"예, 그럴게요."

이번에는 이븐 루쉬드와 함께 입만 열면 커피가 몸에 좋다고 말했던, 아빠처럼 커피를 즐겼던 아랍의 만능 재주꾼 의사 알 라지 이야기를 해 볼까?

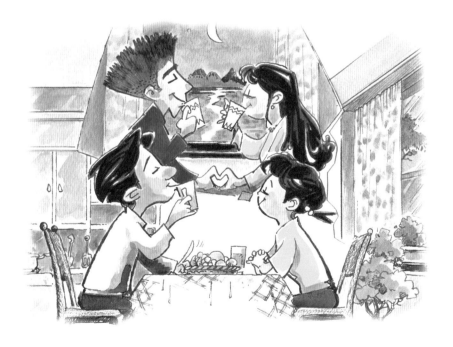

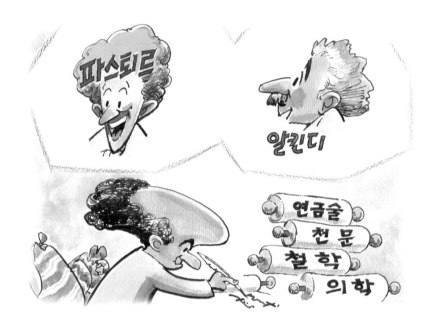

　그의 이름은 '아부 바크르 무하마드 이븐 자카리야 알 라지' 라고 아주 길었는데, 학교에서나, 동네에서나, 집에서나 알 라지의 이름을 한 번 부르면 힘이 빠졌다고 해. 그래서 알 라지를 페르시아 고향 이름을 따서 라제스라고도 부르지.

　그런데 알 라지는 히포크라테스 다음으로 못생겼었대. 앞짱구에다 뒷짱구여서 머리에 호박을 하나 올려놓은 것처럼 보였어.

　"야, 저기 호박 온다!"

　어릴 때부터 멀리서도 단번에 알아차릴 정도로 동네에서 유명했대. 얼굴은 못생겼으나 재주는 너무 많았어. 기타를 잘 쳤고, 노래자랑대회를 휩쓸 정도로 노래를 구성지게 불렀어.

"저기 가수 온다!!"

알 라지가 동네에 나타나면 많은 사람들이 구름처럼 몰려들어 알라지를 가까이서 보려고 난리였다고 그래.

"아빠!!! 라지는 정말 재주꾼이네요."

그래, 다재다능한 알 라지는 의학뿐만 아니라 철학, 천문학, 연금술에도 아는 게 많아 이백여 권이나 되는 엄청난 책을 남겼는데, 의학서적만 하더라도 무려 백 권이 넘지.

그 당시 아랍에서는 의사들이 처방전을 알쏭달쏭하게 쓰는 것이 유행이었어. 그러다 보니 정확한 치료를 받아도 약을 잘못 지어 탈이 나는 경우가 많았어.

"이거, 이렇게 어려워서야 약을 지을 수 있겠어?"

알 라지는 수학공식 같은 처방을 반대해 간결하고 단순하게 처방하고, 오히려 식이요법을 즐겨 사용했다고 해.

알 라지는 수두와 홍역에 대해 정확히 알고 있었어. 또 천연두는, 우리나라에서는 두창이라고 하지, 한 번 걸리면 다시 걸리지 않는다는 사실을 알고는 면역에 대한 이론을 처음으로 생각해냈어.

"천연두에 걸리면 몸속에서 물이 빠져나가 피의 부피가 줄기 때문에 다시 천연두에 걸리지 않아요."

지금 보기에는 우스운 이야기지만, 나중에 파스퇴르조차도 면역이 생기는 이유가 특정한 영양분이 줄어들기 때문이라고 황당하게 말할 정도로 알 라지가 영향을 끼쳤다네.

알 킨디가 증류법으로 알콜을 처음 분리하자, 같은 방법으로 세계 최초로 석유에서 등유를 증류하는데 성공하기도 했지.

하여튼 만능 재주꾼이었어.

또한 알 라지는 바그다드로 불려가 병원을 만들 정도로 아랍에서 이름난 의사였어. 그는 고기를 동서남북 방향으로 걸고는 가장 늦게 상하는 장소에다 병원을 짓기로 결정하여 단번에 왕을 감동시켜 버렸다지 뭐야.

알 라지가 강의할 때면 학생뿐만 아니라 의사들까지 넘쳐날 정도로 인기가 있었다고 해. 알 라지는 외과의사로서도 유명했어. 특히 암이나 종양을 떼어내는 수술은 기막히게 잘해 동네방네 소문나 알 라지에게 수술을 받으려고 줄을 섰대.

"종양은 새로운 핏줄을 만들어 영양분을 받아요. 그래서 종양을 수술할 때는 큰 혈관을 들어내는 것이 가장 좋은 방법이에요. 외과의사라면 종양을 깨끗하게 떼어내야 해요. 그게 제일 중요해요."

또 훌륭한 의사는 아픈 사람의 몸뿐만 아니라 마음을 읽고 병을 치료할 줄도 알아야하는 거야.

의학의 달인이랑 식사하실래요?
닥터 콜롬보의 메디컬 에피소드 1

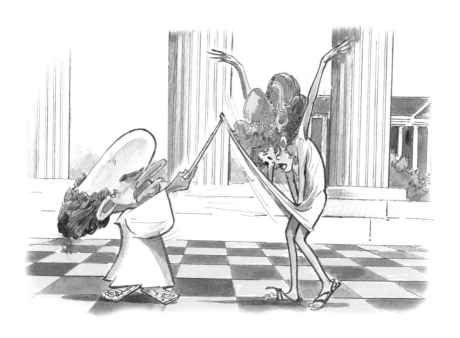

하루는 왕족 여인이 양팔이 마비되었다고 알 라지를 불렀어.

"어제부터 양쪽 팔이 움직이지 않아요."

그러자 알 라지는 몸을 굽히더니 대뜸 그녀의 치맛자락을 훌쩍 들어올렸어.

"아니. 왜 이래요!"

양팔을 못 쓴다는 여자는 몸을 굽힌 채 팔로 다급히 치마를 잡고 끌어내렸대. 여인은 마음이 아픈 게 몸으로 나타나 팔을 쓰지 못했던 것이야. 이런 이야기가 전설처럼 전해 내려와.

알 라지는 치료할 때면 병에 대해 깔끔하게 기록하였고, 병을 관찰하고, 쉬운 방법으로 치료했어.

알 라지는 가난한 사람들을 도와야 한다는 자신의 생각을 실천하기 위해 인구가 많은 도시 중심에 병원을 지었어. 그가 워낙 친절하다 보니 병원은 환자들로 북적댔지만 가난한 사람들이었기에 알 라지의 호주머니는 늘 비어 있었어.

알 라지는 불의를 보면 참지 못하고 불쌍한 사람을 보면 공짜로 치료해 주니까 주변의 힘 있는 의사, 정치인이나 승려들이 무척 싫어했어.

"참, 자기가 뭐 마호메트라도 되나?"

그 사람들은 알 라지와 종교 문제로 다툼이 잦았어. 타락한 성직자를 보면 알 라지는 이렇게 큰 소리로 놀렸지.

"에헴~, 수염을 늘어뜨린 염소 오라비 같으니라구!"

심지어 알 라지는 코란을 '앞뒤가 맞지 않는 허무맹랑한 옛이야기'라고 비판하기도 했어.

"아빠!! 알라지가 걱정돼요."

그래, 아빠도 마찬가지란다……. 그러다 알 라지는 결국 장님이 돼.

한번은 알 라지가 관리와 사소한 일로 다투었는데, '이때다.' 싶은 반대파들이 떼거리로 비난하는 바람에 두 사람은 서로 자신이 쓴 책으로 머리를 맞는 벌칙을 받게 되었어. 그땐 종이가 없던

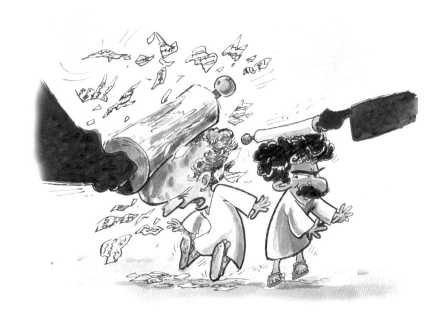

시절이었잖아. 양의 가죽으로 만든 알 라지의 책 '영원한 자유'는 무려 십 킬로그램이 넘었다고 그래. 반면에 관리가 쓴 책은 아주 얇았어. 정말 큰일 났지.

둘 중 하나가 나가떨어질 때까지 계속 머리를 책으로 때리는 벌이었어. 결국 알 라지의 얼굴은 피로 뒤덮이고 온통 멍이 들었어. 사람들은 후드득 날아다니는 양가죽 조각이 마치 새떼인 줄 알았다고 할 정도였으니까. 가난한 사람들은 울며 매달렸고, 힘 있는 사람들은 비시시 웃음을 지었지.

이 때문에 알 라지는 눈이 멀게 되었어.

알 라지의 제자 중에 눈 수술을 잘하는 아불이라는 의사가 있었어. 제자 아불은 알 라지에게 말했어.

"스승님, 눈 주위에 고인 피만 빼내는 간단한 수술입니다. 왜 수술을 받지 않으려고 하십니까?"

알 라지는 안타깝게도 수술을 거부했어.

"그만하면 세상을 충분히 보았노라."

얼마나 멋있는 말이야.

"아빠는 멋있더라도 절대 그러지 마세요!"

그래, 그렇게.

의학의 달인이랑 식사하실래요?
닥터 콜롬보의 메디컬 에피소드 1

18 거대한 남자 산파라고 불러도 좋다

윌리엄 스멜리(William Smellie)
가난한 여자의 출산을 도운 인간적인 의사

윤아, 오늘도 아빠가 급한 수술이 생겨 늦는다고 연락이 왔네. 엄마가 아빠 대신 재미있는 이야기해 줄게. 그래, 엄마가 먼저 윤이에게 물어보자꾸나.

윤아, 남자와 여자는 무엇이 다를까?

"엄마가 아빠보다 힘이 세요."

엥?, 아빠가 엄마보다 훨씬 힘이 세. 아빠가 무거운 것 다 들고, 고장 난 것도 다 고치잖아. 팔뚝도 아빠가 엄마보다 굵어. 참, 애

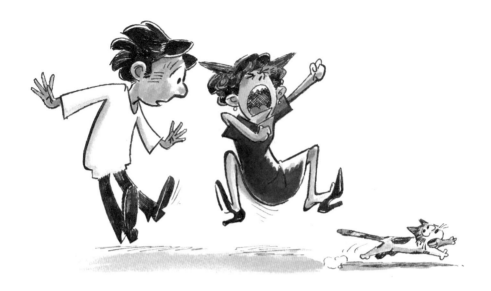

들이~~.

아주 옛적부터 사람들은 남자와 여자는 어떻게 다른가 관심을 가졌단다. 겉보기에는 가슴 말고는 별 차이가 없으니 말이야. 그러다 자궁이라고 부르는 아기집을 여자만 가지고 있다는 사실을 알았어. 그래서 사람들은 여자들에게만 생기는 병을 모두 아기집 때문이라고 생각했어.

히스테리라는 병이 있어. 화내다가 갑자기 기절하기도 하고, 몸에 이상한 증세로 나타나는데 주로 여자에게 일어나지. 이 히스테리란 병 이름이 바로 아기집, 자궁이란 뜻이야.

옛날 사람들은 몸속의 모든 장기는 빈 공간을 채우려한다고 생각했대. 밥을 먹어 위장을 채우고, 오줌을 만들어 방광을 채우려

한다고 말이야. 그런데, 자궁이란 장기는 어떻게 채울까? 그래서 여자들은 아기집을 채우려 임신한다고 너무나도 단순하게 생각했어.

그러면 임신하지 않을 때 아기집은 어떨까? 히포크라테스 때부터 아기집은 이리저리 돌아다니며 히스테리를 일으킨다고 생각했어. 정말 황당하지. 그래서 사람들은 아기집이 꼼짝 못하게 패사리라는 올가미를 만들어 입구를 동여맸다지 뭐야.

"엄마! 윤이는 지금 태어나 다행이에요."

사람들이 지금처럼 오래 살지 못했던 옛날에는 남자와 달리 여자는 아기를 낳을 때 말고는 병원에 갈 일이 많지 않았단다. 그래

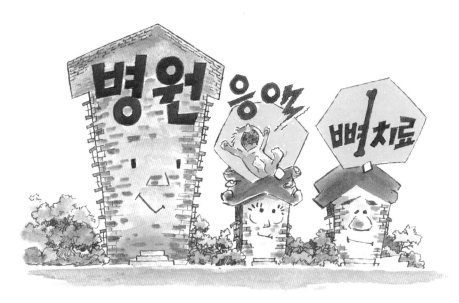

서 종합병원이 생기고 난 다음에도 유럽에는 산부인과와 정형외과가 병원 안에 있지 않고, 밖에 따로 있었어. 아직도 유럽 북쪽에는 산부인과와 정형외과가 병원 건물 바깥에 있는 곳이 더러 있더라.

어, 아빠가 일찍 오셨네. 아빠에게 물어보자꾸나.

"아빠, 정형외과는 왜요?"

자, 이제부터 엄마 대신 내가 이야기해 줄게.

지금처럼 오래 살지 못했을 때는 산부인과와 마찬가지로 정형

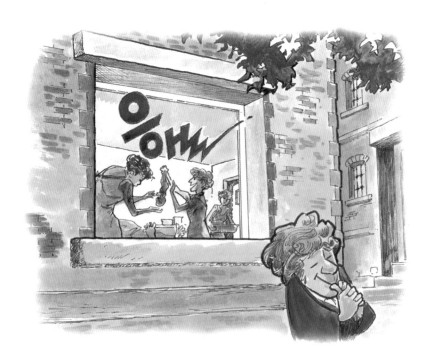

의학의 달인이랑 식사하실래요?
닥터 콜롬보의 메디컬 에피소드 1

외과도 부러진 뼈를 치료할 뿐, 다른 병이 많지 않았어. 어느 나라든 뼈를 붙이는 접골원의 시대가 있었지.

옛날부터 여자만 가진 병은 아주 특별한 경우를 제외하고는 여성이 치료하는 것을 당연하게 여겼어. 그러나 여자 의사가 없는 것이 문제였지. 하여튼 산부인과가 너무 뒤떨어졌다는 생각이 들자, 산부인과를 주업으로 삼는 의사들은 아기집을 연구하기 시작했어.

프랑스의 뛰어난 의사 앙브로와즈 파레는 옛날 그리스 의사가 개발한 뱃속에 거꾸로 있는 아기를 제 위치로 돌리는 기술을 다시 도입했어. 파레는 출산을 도와주는 여러 도구를 개발했고, 또 산부인과에 대한 책도 여러 권 썼어.

그러나 누구보다 산부인과를 발전시켰던 사람은 의사들에게 왕비의 출산을 도우라고 명령했던 태양왕* 루이14세야. 그 이후 프랑스에선 많은 산부인과 명의들이 등장하지.

그러나 그때까지도 프랑스말고는 다른 나라에서는 아기를 낳을 때 남자 의사가 관여하는 것은 바람직하지 않은 일로 여겼어. 어떤 나라에서는 아예 아기를 낳는 장소에 남자 의사가 들어오는 것 자체를 금지했지.

독일의 한 의사는 여자로 변장한 채 아기 낳는 것을 보다가 결국 발각되어 화형에 처해지기도 했대. 의과대학에서 여성의 몸이

나 임신 과정에 대해 가르친 것도 이십 세기에 들어와서야. 실제 그 무렵에도 미국의 한 대학교에서 학생들에게 임산부를 검진하는 실습을 시켰다가 거센 비판을 받았다고 해.

그러다 보니 오랫동안 여자는 제대로 치료를 받을 수가 없었지. 아기를 낳을 때도 산파라는 할머니가 대신했기에 여자들이, 특히 가난한 여자들이 아기를 낳는 것은 목숨을 걸어야 할 정도로 위험한 일이었어.

그러던 중 스코틀랜드의 젊은 남자 의사가 짠~하며 등장했어. 윌리엄 스멜리는 아기가 생기는 과정이나 아기집의 구조를 알지 못하고, 여자들을 치료해 본 적도 없었기 때문에 농장에서 키우는 소나 돼지보다 여성에 대해서 정확히 모르는 것이 너무나 안타까웠어.

스멜리는 가난한 여인들이 애를 낳다 죽는 것을 보고 화가 치밀어 올랐어. 그래서 사람들은 스멜리를 '거대한 남자 산파'라고 빈정댔지만, 출산을 도와주는 기구를 개량하고, 엉덩뼈의 크기를 측정하여 애를 낳는 수많은 여성들을 살려내는데 도움을 줬어.

"이럴 때는 반드시 도와주는 기구인 집게를 사용해야 돼요."

윌리엄 스멜리는 기구가 필요한 경우를 알기 쉽게 정리했어. 또한 직접 가난한 여인의 아기를 받아내기도 하고, 의사들뿐만 아니라 따로 산파를 모아 교육을 시키는 데 앞장섰어.

의학의 달인이랑 식사하실래요?
닥터 콜롬보의 메디컬 에피소드 1

"엄마 뱃속에선 아기가 이렇게 있어요."

스멜리는 가죽으로 마네킹을 만들어 아기가 엄마 뱃속에 있을 때의 여러 모습을 보여주면서 어떻게 조심해야 하는지를 남자 의사들뿐만 아니라 산파들에게 가르쳐 주었대.

스멜리는 너무나 인간적이었어. 그는 쇠로 된 기구의 손잡이를 가죽으로 감싸 쇠붙이 소리에 아기를 낳는 여자들이 겁먹지 않도록 애썼어.

그런데 스멜리를 못마땅하게 여기던 사람들이 스멜리를 가만히 둘리 있니? 그 사람들은 뒷짐을 진 채 어정거리며 시비를 걸곤 했어.

"당신이 가르친 의사들이 산파를 시키지 않고 직접 애를 밴 여성의 몸에 손댄다는 소문이 있어요. 그 말이 맞으면 우리들이 당신을 가만히 두지 않겠어."

스멜리는 참다못해 소리치며 대들었다고 그래.

"그들은 여자이기 전에 사람입니다. 가난한 여자들은 농부가 보살피는 암소보다도 못한 대접을 받고 있어요."

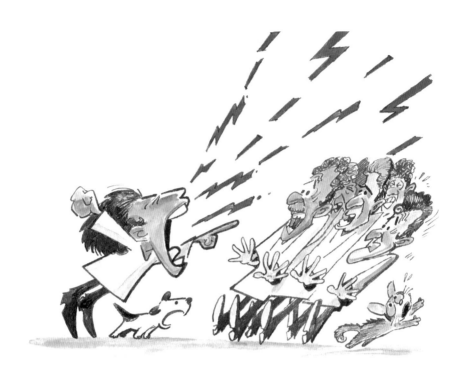

"엄마, 스멜리라고 하니 이상한 냄새가 나는 것 같아요?"

앵~, 스멜? 윌리엄 스멜리는 자기의 이름을 너무나 좋아해 자기 집 이름을 스멜롬(Smellom)이라고 불렀다는데……. 윌리엄 스멜리는 스멜롬에서 훈제 연어를 요리해 먹었을까? 해기스라는 순대를 먹었을까? 뭐, 모두 먹었겠지.

그리고 윌리엄 스멜리와 같은 이름을 가진 사람이 또 있는데…….

의학의 달인이랑 식사하실래요?
닥터 콜롬보의 메디컬 에피소드 1

"엄마, 누구예요?"

브리태니커 백과사전을 만든 사람도 윌리엄 스멜리야.

•• 태양왕(Le Roi Soleil)

프랑스의 최전성기를 누린 루이 14세(1643~1715 재위)로 루이 대왕(Louis le Grand Monarque)이라고도 불린다. 5세 때 즉위하자마자 침실에 난입한 폭도들에게 분노해 절대 권력을 휘두르는 왕이 되기로 결심한 후 1661년 재상 마자랭이 죽자 왕권을 강화해 태양과 같은 왕이 되었다. 루이 14세는 스페인과 신성 로마 황제 동맹 세력을 무찔렀고, 북쪽 플랑드르와 동쪽 로렌과 프랑슈콩테를 장악하여 영토를 넓혔다. 파리고등법원의 칙령심사권을 박탈하여 최고재판소로 격하시킨 뒤 스스로 "내가 곧 국가이다."라고 할 만큼 대표적 전제군주가 되었다. 유럽의 열강을 상대로 플랑드르 전쟁, 네덜란드 전쟁, 팔츠 계승전쟁, 에스파냐 계승전쟁을 강행하여 유럽을 완전히 장악하였다. 베르사유 궁전을 지어 유럽 문화의 중심으로 만들었으며 고전주의 문학을 꽃피워 세련된 프랑스어를 탄생시켰다.

19 내가 어떻게 하는지 잘 봐

헤르만 부르하베(Hermann Boerhaave)
의사들의 스승이 된 운 좋은 의사

더 이상 못 기다리겠네. 뭘 굽는데 이렇게 좋은 냄새가 나는 거야?

"오늘은 아빠를 위한 엄마의 서비스!!! 청어구이랍니다."

음~, 청어 맛있지. 청어는 대표적인 등푸른 생선이잖아. 오메가3가 많아 공부를 잘하게 만드는 아주 착한 물고기야. 요즘은 치매도 예방한다고 그러지.

아, 참. 매년 6월쯤 청어 축제가 열리는 나라가 있어. 바로 네덜란드야. 네덜란드는 청어 덕분에 한때는 세계에서 가장 잘 사는 나라였단다. 18세기 영국의 유명한 경제학자 애덤 스미스라는 사람도 '국부론' 이란 책에서 살기 좋은 부자 나라로 네덜란드를 꼽았을 정도였지. 글쎄, 한때 온 세계 배의 절반 이상을 네덜란드가 가졌을 때도 있었다고 그러네.

그래, 오늘은 네덜란드로 가보자.

16세기까지 네덜란드는 스페인의 식민지였어. 그러던 중 팔십 년이란 긴 세월에 걸쳐 독립전쟁을 하게 되지. 이 전쟁의 전환점은 엄청난 화력의 스페인 군대가 라이덴이란 도시를 포위했던 큰 싸움이었어. 라이덴 시민들은 스페인 군대의 숫자가 워낙 많은데

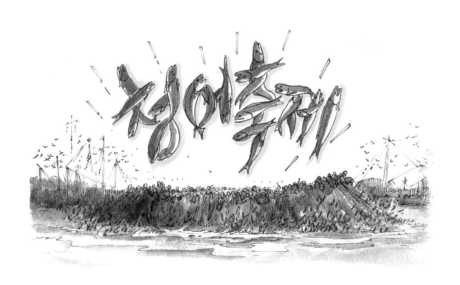

다 식량마저 떨어져 항복하는 수밖에 없다고 생각할 때쯤이었지. 그때 네덜란드 군은 제방을 터뜨려 라이덴을 물바다로 만들어 겨우 승리했어.

그러나 제방이 무너진 도시는 진흙탕에 파묻혀 너무나 참담했어. 라이덴 시민들은 다시 도시를 만들 때 멋진 대학을 하나 세워 달라고 요구했어. 그래서 1575년 네덜란드 최초의 대학이 설립되었지. 오늘은 그 라이덴대학이 배경이야.

윤아, 병원에 가면 참 많은 것을 물어. 뭘 묻지?

"어디가 아픈지, 언제부터 아팠는지요."

그래, 그것에다 어떤 병을 앓았는지를 묻고, 어떻게 치료할 것인지, 매일 치료하는 과정 등을 자세히 적지. 요즘엔 당연하다고 생각하지만 이렇게 적기 시작한 지는 얼마 되지 않아. 18세기에 바로 아픈 역사를 가진 라이덴대학에서부터 시작된 것이라 해.

이렇게 된 데는 똑똑한 의사들이 여럿이 모여 아픈 사람의 곁에서 직접 치료하자고 부르짖었기 때문인데, 그 중에 샛별처럼 뛰어난 스타가 등장했으니 바로 헤르만 부르하베였어. 부르하베는 이렇게 소리쳤어.

"대충대충 치료하다 사람 잡지 말자!"

부르하베는 당시 인기가 높았던 독일의 의사 호프만(Fridrich

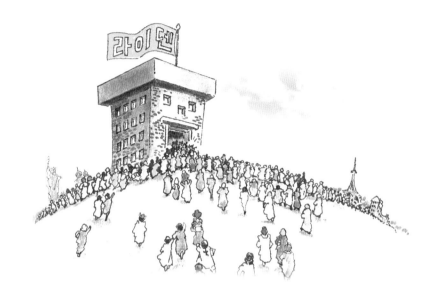

Hoffmann)을 가볍게 눌러버렸지. 그 이유는 무엇보다 귀를 쫑긋 세우고 있는 학생들의 배꼽을 잡게 만드는 재미있는 강의 덕분이었다네.

부르하베는 남자용 병상과 여자용 병상 각각 여섯 개를 두었어. 바로 아픈 사람들 앞에서 어디가 아픈지 묻고, 어떻게 치료할 지를 체온계를 꼽고, 직접 현미경을 보면서 결정했어. 부르하베의 강의가 아주 재미있다고 소문나자 수많은 학생들이 유럽 모퉁이 나라 네덜란드로 몰려들어 요즘 아이돌 공연 때처럼 새벽부터 줄을 섰다는 믿지 못할 이야기가 전해 내려와. 그런데 부르하베가 얼마나 유명했던지, 줄 선 학생의 절반이 외국에서 온 유학생이었다고 하네. 결국에는 전체 유럽의 의사 중에서 그의 강의를 들은 제자가 절반을 넘어 '모든 유럽 의사의 스승' 이라는 자랑스러운 별명까지 얻게 돼.

부르하베의 강의가 시작되면 하나라도 놓칠까 봐 학생들의 눈이 또랑또랑해졌다고 해. 병상을 돌 때는 학생들이 부르하베의 주변을 구름처럼 둘러쌌는데, 부르하베의 첫 마디는 항상 이렇게 시작되었어.

"어떻게 하는지 잘 봐."

"아빠!! 어떻게 하는지 잘 봐?"

우리 윤이가 이젠 아빠의 이야기에 추임새를 넣어주는 데 제법 익숙해 졌는걸, 하하하~~.

이야기를 계속하면 말이야, 부르하베는 그 자리에서 어디가 어떻게 아픈지, 어떻게 치료해야 하는지 상세하게 말해주곤 했어. 그러다 보면 병상에 누운 사람들도 어디가 나쁜지 웬만한 것은 알게 되어 특별한 대우를 받고 있다고 착각할 정도였다네. 덕분에 부르하베의 병원은 언제나 환자들로 가득했어. 그런데 참~, 병에 대해 아픈 사람이 너무 많이 알아도 곤란한데 말이야.

하여튼 부르하베는 잠시도 한 눈을 팔지 못하게 만드는 현란한 말솜씨로 강의를 하다가도, 지루하지 않게 장난스런 행동으로 한 번 더 서비스하곤 했다네.

의학의 달인이랑 식사하실래요?
닥터 콜롬보의 메디컬 에피소드 1

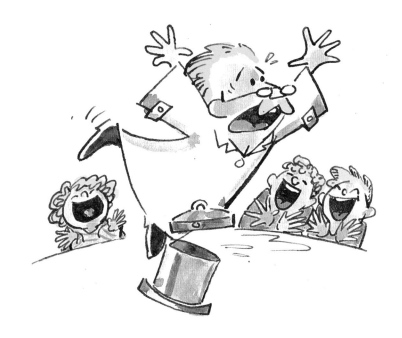

옛날에는 화장실이 따로 없어 오줌을 누는 항아리인 요강을 침대 끝에 놓아두곤 했어. 부르하베는 빈 요강을 보면 학생들의 주의를 집중시키기 위해 일부러 걸려 넘어지며 온 병실에 한바탕 폭소가 터지게 만들곤 했지. 분위기가 훈훈해지면 툴툴 털고 일어나 웃으며 언제나 학생들에게 이렇게 말했다네.

"자, 하나도 빠짐없이 적었지?"

간혹 부르하베의 병원에선 불평 섞인 큰 소리가 들렸어. 부르하베를 찾는 사람들이 너무 많다보니 순서대로 기다리도록 규칙을 정해놓을 수밖에 없었어. 그래서 아무리 높은 사람이라도 부르하베의 얼굴을 보려면 한참 기다려야 되었기 때문이었지.

간혹 부르하베에 대해 좋은 시기에 운 좋게 태어나 실력보다 훨씬 높게 평가되고 있다고 말하는 사람들이 있어. 그러나 부르하베는 어느 누구보다 열심히 노력했고 연구했다고 그래.

당시에는 많은 사람들이 수은 같은 금속으로 금을 만들고자 했어. 이런 사람들을 연금술사라고 불렀단다. 하루는 부르하베가 생각했지.

"내가 수은으로 금을 만들 수 없다는 것을 증명해 볼까?"

한마디 한 후에 부르하베는 무려 수은을 열다섯 해 동안 오백 번이 넘게 끈질기게 끓여 결국 연금술사들의 말이 거짓이라는 것을 밝혀냈어. 이토록 오랜 시간의 노력과 인내가 그를 최고의 의사로 만들지 않았을까?

부르하베는 가난한 목사의 아들로 태어나 신학을 공부하다 의사가 되었어. 졸업 후 라이덴으로 돌아와 내과학과 식물학을 강의하게 되었다네. 당시에는 의과대학에 꼭 있어야 하는 시설이 네 가지 있었어. 외래진료실, 도서관, 해부실습실, 식물원이었는데, 그가 식물학 교수를 맡자마자 이듬 해에는 라이덴대학 식물원이 유럽에서 가장 훌륭하다는 평가를 받을 정도로 부르하베는 열심히 일했다고 하네.

"아빠, 식물원이 왜 의과대학에 있어야 해요?"

음~, 의사들이 연금술에 관심 갖기 전에는 어느 나라를 막론하고 약이라곤 한약처럼 약초가 대부분인 시기가 있었단다. 그러다 보니 약을 내내 공급하기 위해 의과대학에서는 식물원을 만들 수밖에 없었어. 식물원에서 약초를 재배하고, 학생들에게는 약초에 대한 지식을 가르쳤다고 해. 동식물을 처음으로 줄기와 갈래로 분류한 의사 린네도 식물원에서 약초를 공부하다 얼떨결에 식물을 분류하게 되었다고 하지.

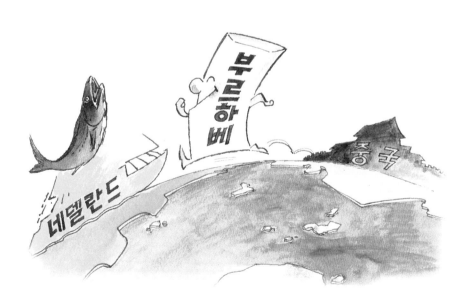

부르하베는 내과학이나 식물학 강의를 하다 결국 화학 교수까지 겸하였지. 나중에 라이덴대학 학장까지 지낸 부르하베는 통풍이라는 관절병에 걸려 의사를 그만둘 때까지 라이덴을 사랑해 고향을 떠나지 않았다고 해.

부르하베가 얼마나 유명했냐구?

"아빠!!! 정말 궁금해요."

'유럽의 의사인 부르하베에게' 라고 겉봉에 쓰인 편지가 중국으로부터 네덜란드까지 배달되었다는 이야기까지 전해 내려와.

요즘에도 부르하베의 이름은 교과서에 나와. 아주 심하게 토하다 그만 식도의 아래쪽이 터진, 아주 위험한 병을 부르하베가 처음 발견했다고 해서 '부르하베증후군' 이라고 하는데, 흉부외과 의사인 아빠가 죽어가는 사람을 수술해 짠~하며 살리는 병이지.

의학의 달인이랑 식사하실래요?
닥터 콜롬보의 메디컬 에피소드 1

20 마음을 낱낱이 분석해주마

"아빠, 엄마가 오늘 저녁에 약속 있대요."

그래, 그러면 우리 윤이, 뭐 먹을래? 음~, 오늘은 아빠가 '즉석 고기덮밥' 만들어 줄게. 몇 분만 기다려.

"에이, 난 아빠가 맛있는 것 해줄 줄 알았는데~~. 근데, 아빠! 고기덮밥이 영어로 뭐예요?"

엥? 아빠도 모르겠는 걸…… 영어로 무엇이라고 되어있는지 볼까? '굴라쉬' 어, 이건 체코 음식인데, 그러고 보니 카를다리 옆에

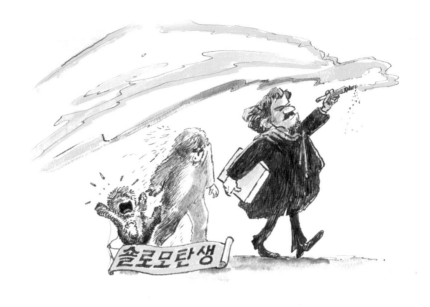

서 먹었던 것과 비슷하네. 껄쭉하고 매콤한 국물에는 맥주가 딱~
인데.

오늘은 굴라쉬가 나왔으니 체코로 가보자.

체코~ 하면 떠오르는 의사는 사람의 정신을 분석하고자 했던
괴짜 의사 프로이트야. 프로이트 때문에 사람들은 함부로 잠자지
도, 꿈꾸지도 못하게 되었지. 꿈풀이의 대가 프로이트가 모조리
풀어 버리니까 말이야. 하하~~.

체코는 보헤미아, 모라비아, 실레지아라는 세 군데 지방으로 나

뉘어져 있었어. 그중에서도 가난한 모라비아에서 '솔로모(Scholomo)'라는 늦둥이 사내아이가 태어났대요. 사람들은 갓난 솔로모를 보고 모두 깜짝 놀랐어. 갓난아기가 온통 털북숭이였기 때문이었지.

"뭔가 색다른 운명을 타고 난 털북숭이야."

사람들은 수군대기 시작했어. 그런데, 솔로모는 차츰 자라면서 온몸의 털이 빠져 나중에는 콧수염과 턱수염만 남았어. 이름도 솔로모에서 '승리의 목소리'라는 뜻의 지그문트로 바뀌게 돼.

그런데 프로이트란 이름은 기쁨, 또는 쾌락이란 또 다른 뜻을

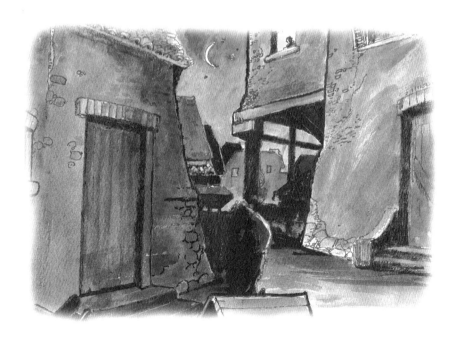

가지고 있어. 지그문트 프로이트의 이름을 아메리카 인디언 방식으로 바꾼다면 말이야. '승리의 기쁨을 외쳐라' 정도가 되지 않겠어?

그러나 프로이트는 자신의 성 때문에 학교서 자주 놀림감이 되었대요. 요즘 말로 하면 왕따를 당하기도 했고……. 왜냐하면 프로이트라는 말끝에 여자라는 단어를 붙이면 '바람난 여자'라는 이상한 단어도 되기 때문이었어. 그래서 프로이트는 자기의 성과 이름을 별로 좋아하지 않았다고 해.

그런데 말이야. 지금 생각하면 지그문트 프로이트란 딱 정신과 의사의 이름이란 생각이 들어. 어릴 때부터 '기쁨'과 '쾌락'이 어깨동무했기 때문에, 프로이트가 정신과 역사에 한 획을 긋는 뛰어난 의사가 되지 않았을까?

음~, 하여튼 프로이트 가족은 몇 년 후 먹고 살기 위해 독일을 거처, 당시 제일 잘 살던 오스트리아의 비엔나로 가게 되는데, 그곳에서도 프로이트가 어른이 될 때까지 유태인 집단촌에서 난민 생활을 벗어나지 못할 정도로 가난했대요.

그런데도 프로이트는 항상 일등만 하는 뛰어난 공부벌레였다네. 프로이트의 부모는 프로이트에게만 따로 작은 방을 마련해주고 양초가 아닌, 석유램프를 켜고 늦게까지 책을 보게 했대요.

심지어 프로이트가 공부하는 데 방해된다며 여동생에게 피아노도 못 치게 했어.

"우리 재간둥이 프로이트가 변호사가 되어 우리를 부자로 잘 살
게 만들어 줄 거야."

거~ 참, 모든 가족이 말끝마다 이렇게 말하니 어릴 때부터 프
로이트의 어깨가 얼마나 무거웠겠니?

"프로이트가 너무 불쌍해요~"

그런데 프로이트는 변호사가 되지 않고, 갑자기 의사가 되겠다
고 했어. 아버지를 비롯한 여덟 명의 가족이 얼마나 실망했겠어?

프로이트는 의사가 되어서도 가난했어. 유태인이라 직장을 못
구해 여자 친구와 오랫동안 결혼하지 못한 채 떨어져 살았어. 그
래서 나중에 병원을 열고서도 아픈 사람을 치료하는 것보다 우선
돈을 많이 벌어야 한다는 압박감에 시달렸다고 해.

그런데 말이야, 프로이트는 참 복도 없어. 갑자기 제1차 세계대
전이라는 전쟁이 일어났고, 전쟁이 끝난 다음에는 오스트리아가
패전국이어서 추위와 배고픔을 벗어날 수 없었어. 한때 프로이트
가족은 모라비아의 친지들이 보내주는 음식을 먹고 간신히 버텨
야 할 정도로 참 어렵게 살았다고 해.

그러다가 프로이트는 비엔나병원의 강사 자리를 겨우 얻어 뇌
의 구조와 작용을 학생들에게 가르쳤어. 그때까지 프로이트는 기

계처럼 인간이 생각하고, 반응하는 줄 알았대. 그런데 하루는 쇼 나 마술을 하듯이 진료하던 샤르코(Jean-Martin Charcot)라는 이 상한 의사를 만나게 돼.

오른쪽 마비 증세를 일으킨 여자가 왔는데 그 여자는 원하지 않 는 결혼을 피하려다 보니 자신도 모르게 오른쪽 팔다리가 움직이 지 않게 되었어. 프로이트는 깜짝 놀랐어.

"사람의 정신에는 무엇이 숨어 있을까?"

그 후 지그문트 프로이트는 술을 먹으면 정신이 흐려진다며, 커 피를 마시며 진행하는 정신분석 모임을 만들게 되지. 그래서 프로 이트가 참여했던 여러 학회나 모임을 '커피 서클' 이라고도 한대 요. 한때 커피 서클에서 프로이트에게 정신분석을 받는 것을 마치 하느님에게 직접 고백하는 것처럼 여길 정도로 잠시나마 프로이 트는 최고의 대우를 받기도 했지.

프로이트는 술보다 훨씬 해로운 코카인이란 마약과 엽권련이란 담배를 좋아해 언제나 꿈꾸듯이 지냈어.

수줍음을 타던 프로이트는 파티에 갈 때마다 많은 사람들 앞에 서 실수할까봐 마약인 코카인을 먹었다고 해. 또 프로이트는 코카 인에 푹 빠져 친구들을 만날 때마다 권했다고 그러네. 코카인이 혀에 닿을 때 감각이 무뎌지는 것을 알아낸 의사 칼 콜러는 코카 인으로 각막을 마취시켜 백내장이란 눈병을 처음 수술했어.

프로이트는 코카인을 너무 좋아하는 칼 콜러를 '코카콜러' 라고 놀렸다고 해. 글쎄, 프로이트가 앞을 내다보는 능력을 가지고 있나 봐. '코카콜러' 라는 별명이 유명해져 두 해 지나 미국에서 '코카콜라' 라는 음료가 나왔다는 이야기도 있어.

"아빠, 정말이에요?"

정말일까? 칼 콜러는 오스트리아에서 금지된 결투를 한 탓에 미국으로 망명했지만 코카인 국소마취의 공로로 노벨상 후보에 오르기도 했다는 구나.

또 프로이트는 줄담배를 피우는 골초였어. 프로이트가 얼마나 담배를 좋아했냐 하면, 정신분석을 할 때 환자를 항상 소파에 눕혔다고 해. 그런데 말이야. 수다스런 여자의 말을 듣다 그만 졸아 담뱃재가 카펫에 떨어져 불날 뻔하기도 했대.

프로이트는 머리에 떠오르는 생각을 갈래로 나누길 참 좋아했어. 인간이 자라는 과정도 구강기, 항문기, 남근기 등으로 나누더니 사람의 마음에도 이드, 자아, 그리고 초자아 이렇게 세 가지 수상한 놈이 숨어있다고 그랬어.

이드는 무의식 뒤에 숨어서 어쭙잖은 생각만 일삼는, 음~, 아빠 마음에 별로 들지 않는 놈이야. 초자아는 착실한 범생이야. 초자아는 과감하게 이드를 억누르고자 하지만, 어디 골칫덩어리 이

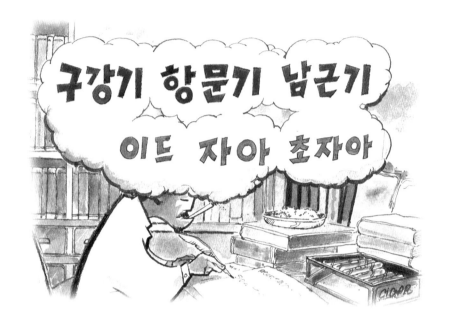

드가 가만히 있겠어? 슬그머니 말썽부려 초자아는 대책 없이 뒤통수만 긁고 있네. 글쎄, 자아라는 놈은 초자아와 이드 사이에서 답답하게 애만 써. 잘 되어야 될 텐데 말이야.

또 프로이트는 본능적인 욕망을 리비도라고 했어. 프로이트는 '사람들이 리비도 때문에 먹으면서도 굶주림을 느낀다.'는 꽤 어려운 말을 하기도 했다네.

"우리 윤이, 아빠가 만들어준 굴라쉬 맛있니?"

"예~~. 꿀맛이에요."

하하하~~, 아빠가 만들어준 굴라쉬를 그렇게도 좋게 평가해 주다니. 이거 그냥 넘어가서는 안되겠는걸. 그렇다면 아빠가 재미 있는 이야기 하나 더 해 줄게.

프로이트의 진료실 근처에 어수룩한 화가가 살고 있었어. 그 화가는 면도도 하지 않고, 머리도 빗지 않은 채, 낡은 모자를 쓰고 종일 도서관이나 광장에서 책을 읽거나 그림을 그려 근근이 살아갔대. 사람들은 씻지도 않아 더러운 화가에게 누구도 관심을 가지지 않았다고 해. 그 화가가 바로 히틀러야. 히틀러는 이상하게도 담배를 피우는 사람을 아빠처럼 정말 싫어했대. 그래서 히틀러가 프로이트를 싫어했었나?

오랜만에 프로이트가 잘 나가고 있던 1938년 어느 날, 갑자기 옆동네에 살던 화가 히틀러가 나치 독일제국을 만들어 쳐들어왔지. 히틀러는 오스트리아 미술대학에 들어가 폼 나는 화가가 되고자 했대요. 그런데 두 차례 입학시험에 떨어진 다음, 오스트리아를 원망하며 가장 먼저 쳐들어왔다고 해.

히틀러는 곧바로 국제정신분석학회의 도서관을 폐쇄하고, 프로이트와 딸을 체포하였어. 당시 나치 독일에 점령당했던 오스트리아를 비롯한 여러 나라의 유명한 과학자들을 서방세계에서는 어떻게 하든 살리려 노력했었어. 그러나 그때만 해도 프로이트의 정

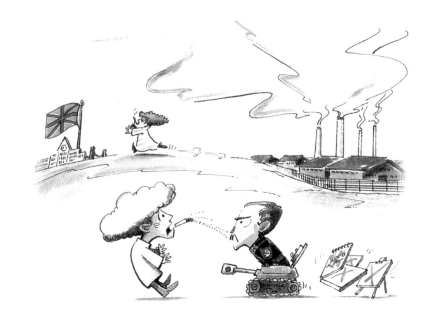

신분석에 대해서는 허무맹랑하다고 생각해 아무도 프로이트를 구하려 하지 않았지. 그러나 프로이트를 눈여겨 본 프랑스의 미국대사가 대통령을 설득하고, 또 나폴레옹의 조카손녀인 마리 보나파르트 공주의 도움으로 겨우 아우슈비츠수용소에서 비누거품으로 사라지는 신세를 피할 수 있었어.

그러나 프로이트는 영국으로 도망가서도 얼마 살지 못했어. 십오 년 전부터 입 속의 천정에 생긴 구강암 때문이었지. 이 구강암은 바로 담배가 원인이었어. 프로이트는 구강암으로 인공 입천장을 끼우는 등, 무려 서른 세 번의 수술을 받았다네.

프로이트는 이렇게 말했지.

의학의 달인이랑 식사하실래요?
닥터 콜롬보의 메디컬 에피소드 1

"행복이란 끝까지 눌렀던 욕망이 갑자기 채워졌을 때 생기는 것이야."

윤아. 배가 고프다 굴라쉬를 먹으니 행복하지? 이게 바로 프로이트의 이론이야.

"예~~."

● 아래의 책을 참조하였습니다. ●

1. An Alarming History of Famous and Difficult Patients. Richard Gorden, Cutis Brown, London, 1997.

2. An Illustrated History of Medicine. Albert S. Lyons, R. Jeseph Petrucelli, Abradale Press, New York, 1987.

3. An Underground Education : The Unauthorized and Outrageous Supplement to Everything You Thought You Knew About Art, Sex, Business, Crime, Science, Medicine, and Other Fields of Human. Richard Zacks, Doubleday Broadway, 1997.

4. A Short History of Sex. Richard Armour, Mc Graw-Hill, 1970.

5. Der pathologe wei β Alles... aber zu spät. Hans Bankl, Verlag im kremayr & Scheriau, Wein, 1997.

6. Doctors: the Biography of Medicine. Sherwin B. Nuland, Vintage. 1995.

7. Essais sur L'histore de la Mort en Occident, du Moyen Age a Nos Jours. Philippe Arèis, Éditions duer Seuil, Paris, 1975.

8. Eureka! And the other Stories, Adrain Berry, Helicon Science. 1989.

9. Eurekas and Euphorias. Walter Gratzer, Oxford University Press. 2002.

10. Great Feuds in Medicine. Hal Hellman, Sanford Greenburger, Inc. 2002.

11. It All Started With Europa: Being an Undigested History of Europe from Prehistoric Man to the Present, Proving That We Remember Best Whatever Is Least Important. Richard Armour, Mc Graw-Hill, 1955.

12. It All Started with Hippocrates. Richard Armour, Mc Graw-Hill, 1972.

13. Jakten pä sannheten, Eirik Newth, Tiden Norsk Forlag AS, Oslo, 1996.

14. Kokoro Ni Shimiru Tensai No Itsuwa 20. Hirotaka Yamada, Kodansha Ltd., 2001.

15. Le Roman du Visage, Nicole Avril, Plon, Paris, 2000.

16. Le Soleil de Diogène. Françoise Kerisel, Hatier Littérature Générale, 1995.

17. Lebensflut, Gudrun Shury, Reclam Verlag Leizig, 2001.

18. Limits of Medicine. Edward S Golub. Sanford J Grenberg Associates, 1994.

19. Man and Microbes, Arno Karlen, Quantum Reserch Associates, 1995.

20. Mavericks, Miracles and Medicine: The Pioneers Who Risked Their Lives to Bring Medicine into the Modern Age. Julie M Fenster, Carroll & Graf, 2003.

21. Medical Firsts: From Hippocrates to the Human Genome. Robert E. Adler, John Wiley & Sons Inc., 2004.

22. Nobel Sho No 100 Nen. Baba Rensei, Chuokoron-Shinsha, Inc., Tokyo, 2002.

23. Pas de fumée sans Freud, Psychanalyse du Fumeur. Philippe Grimbert. Armand Colin/Her Editeur. Paris, 2002.

24. Retrospectoscope, Insight into Medical Discovery. Julius H. Comroe Jr. 1977.

25. Scientists Greater than Einstein: The Biggest Lifesavers of the Twentieth Century. Billy Woodward (with Joel Shurkin and Debra Gordon). Linden Publishing, 2009.

26. Si To Dou Mukiauka. Alfons Deeken, Japan Broadcast Publishing Co., Tokyo, 1996.

27. They All Laughed…: from light bulbs to lasers, the fascinating stories behind the great invensions that have changed our lives. Ira Flatow, Harpercollins, 1992.

28. The Decline and Fall of Practically Everybody: Great Figures of History Hilariously Humbled. Will Cuppy, Nonpareil Books, Boston, MA, 1988.

29. The Greatest Stories Never Told: 100 Tales from History to Astonish, Bewilder, and Stupefy. Rick Beyer, Harper, 2003.

30. The Illustrated History of Surgery. Knut Haeger Harold Starke Publishers Ltd.(Nordbok International. Madrid, Spain) Canadian Medical Assn (November 1998), 2000.

※ 그밖에 많은 책을 참조하였습니다.

1. 루돌프 비르효 (Rudolf Virchow)

1821년 10월 13일 출생하여 1902년 9월 5일 사망했다.

독일의 의사, 정치가로 포메른의 농가에서 태어나 베를린의 카이저빌헬름 연구소에서 베를린육군의학교를 수학했다. 프랑스어와 영어, 히브리어, 이탈리아어뿐만 아니라 고전 작품과 시학까지 박식하고, 다재다능한 수재였다. 1843년 류마티즘에 관한 논문으로 의사가 되었고, 몇 년 후 '비르효의 3징후'라고 부르는 핏줄 속에서 피딱지가 생기는 기전을 밝혀내었다. 샤리떼병원에서 외과의사로 근무하던 중 1848년 전염병이 널리 퍼지자 비르효를 파견하였는데, '북부 실레지아의 발진티푸스 유행에 대한 보고서'로 유명해졌다. 세포가 병들어 병이 생긴다는 '세포설'을 주장한 현대 병리학의 선구자로 꼽힌다. 1902년 베를린에서 사망하여, 독일 의사로서 처음으로 국장(國葬)으로 치러졌다.

2. 장 라레 (Dominique-Jean Larrey)

1766년 7월 8일 출생하여 1842년 7월 25일 사망했다.

나폴레옹 시대 외과의사로 보댕의 유복한 가정에서 태어나 보르도로 이사했다. 13살 때 부모를 잃어 톨루즈에서 외과의사를 하는 삼촌 집에서 자랐으며 6년 이상 의사의 도제로 일한 후 파리의 오텔 디외에서 외과의사 드소(Pierre-Joseph Desault) 밑에서 공부했다. 1797년부터 1815년까지 나폴레옹 군대의 수석군의대장을 했다. 처음으로 앰뷸런스를 개발했으며, 트리아지라는 환자 분류를 만들어 응급의학에 기여했다. 1809년 바그람 전투에서 남작 작위를 받았다. 워털루 전투에서 포로가 되어 사형을 선고 받았으나 풀려났다. 이후 진료와 저술 활동을 하였다. 1842년 리옹에서 사망했다.

3. 칼 폰 린네 (Carl von Linné)

1707년 5월 23일 출생하여 1778년 1월 10일 사망했다.

스웨덴의 의사, 식물학자로서 생물 분류학의 기초를 놓았다. 평민 출신으로 귀족이 되기 전 이름은 칼 린네우스(Carl Linnæus)였다. 읍살라 근교, 로스폴트의 목사 집안에서 태어나 룬트대학교에서 의학을 공부했으나, 신학교수이자 식물학자인 셀시우스의 소개로 읍살라대학교의 식물학자인 루드베크의 조수가 되었다. 1732년 여름, 반대에 부딪혀 교수가 되지 못했으나 후원자의 도움으로 네덜란드에서 의학박사를 받고 1738년 귀국하여 교수가 되었다. 《자연의 체계》, 《식물의 종(種)》을 저술하고, 약 4,000종의 동물, 5,000종의 식물을 다루었다. 속명 다음에 종명 형용사를 붙여서 두 단어로 된 학명을 만드는 이명법을 확립하였다. 생물의 형태를 비교하고 관찰하여 종 사이의 관계를 정립했는데, 창조론자였으나 진화론의 토대를 깔아준 셈이 되었다. 1774년 뇌졸중을 앓았고, 4년 뒤 읍살라에서 사망하였다.

4. 장바티스트 라마르크 (Chevalier de Lamarck Jean-Baptiste-Pierre Antoine de Monet)

1744년 8월 1일 출생하여 1829년 12월 18일 사망했다.

프랑스의 의학자, 진화론의 선구자로 임시 국왕이었던 로베르 1세의 모계 후손으로 바장탱의 귀족가문에서 출생하였으나 소년시절을 신학교에서 보냈을 정도로 가난하게 자랐다. 17세부터 8년간 군 복무를 했다. 파리에 가서 은행원이 되었으나, 식물원 견학에서 자극을 받아 식물학에 뜻을 두었다. 의학과 식물학을 공부하고 《프랑스 식물지》를 출판하여 유명해졌다. 프랑스대혁명과 함께 개편된 파리 식물원의 무척추동물학 교수로 임명되었다. 저서 《무척추동물의 체계》에서 진화론이 보이기 시작하여, 1809년 《동물철학》과 《무척추동물지》에서 명확하게 드러났다. 획득형질의 유전을 주장한 그의 학설을 용불용설, 또는 라마르크설이라고 하는데, 찰스 다윈에 의해서 반박되었다. 그는 말년에는 가난과 실명 속에서도 무척추동물학을 포함한 동물학에 전념했다. 1829년 파리에서 사망하였다.

5. 아리스토텔레스 (Aristotles)

서기전 384년 출생하여 서기전 322년 사망하였다.

고대 그리스의 의사, 과학자, 철학자로 마케도니아 근처 칼키디케 스타기로스에서 태어났다. 아버지 니코마코스는 필리포스 2세의 아버지이자 알렉산더 대왕의 할아버지인 아민타스 3세의 주치의였다. 플라톤과 함께 고대 그리스 최고의 사상가로 꼽히며 그의 철학과 과학의 체계는 여러 세기 동안 서양지성사에 영향을 미쳤다. 아테네에 세웠던 리케이온에서는 플라톤의 아카데미아와 달리 의술을 가르치고 진료한 것으로 알려져 있다. 알렉산더 대왕이 죽은 후 사형이 내려지자 아테네에서 빠져나왔다. BC 322년 그리스의 에우보디아 칼키스에서 사망하였다.

6. 헤르만 헬름홀츠 (Hermann Ludwig Ferdinand von Helmholtz)

1821년 8월 31일 출생하여 1894년 9월 8일 사망했다.

독일의 의사, 과학자, 철학자로 1821년 포츠담에서 태어났다. 4형제 중 맏이인 헬름홀츠는 김나지움을 졸업한 뒤 베를린의 프리드리히 빌헬름의과대학에 입학했고, 군의관으로서 8년간 복무하는 조건으로 의학교육을 받았다. 1843년에 헬름홀츠는 포츠담의 연대에 배치되었고, 1847년 논문 《힘의 보존에 대하여》를 출판하여 에너지 보존의 법칙 즉, 열역학 제1법칙의 발견자가 되었다. 1848년 해부박물관 조교로 임명되었고 베를린의 예술학회 강사가 되었다. 1849년 칼리닌그라드에 있는 쾨니히스베르크에서 생리학연구소의 조교수 겸 소장으로 일했다. 1855년 본대학, 1858년 하이델베르크대학으로 옮겼다. 1871년 베를린대학교의 물리학교수직을 제의받고 1882년 귀족의 지위로 승격되었다. 1888년 베를린물리공과대학교의 초대 소장으로 임명되었다. 저서로는 《생리학적 광학편람》등이 있다. 1894년 베를린 샤를로텐부르크에서 사망했다.

7. 편작 (扁鵲)

출생, 사망 연월일 알 수 없음.

중국 전국 시대의 의사로 본명은 진월인(秦越人)이다. 발해군(하북성)에서 태어나 여러 나라를 다녔으며, 편작이라는 이름은 조나라에서 진료할 때부터 불렸다고 한다. 장상군으로부터 의술을 배워 몸속의 장기를 투시하는 경지에까지 이르렀다고 전한다. 당시 의술에서 주술적인 면을 없애고, 임상 경험을 바탕으로 치료하였다. 편작이 《난경》의 편찬자라는 설도 있다. 광범위한 종류의 병을 침과 약초 등으로 치료했으며, 맥박에 의한 진단에 능했다. 한편 산둥 지방에 있는 새의 전설이 변형된 것이라는 설도 있다.

8. 필리포스 (Philippos)
출생, 사망 연월일 알 수 없음.

'말을 좋아하는 사람'을 뜻하는 이름으로 고대 그리스 시대에 말을 가질 수 있을 만큼 부유하다고 하는 것은 귀족이라는 의미로 볼 수 있다. 알렉산더 대왕과 어릴 때 친구였다고 전한다. 알렉산더 대왕은 나중에 파르메니오 장군과 아들을 이유 없이 죽이고, 술에 취해 클레이토스 장군을 죽이는 등 성격이 불안정했기 때문에 열병으로 앓아누웠을 때 책임을 추궁당할까 봐 어느 의사도 손을 쓰려 하지 않았다. 필리포스가 자청하고 나서 치료하여 알렉산더를 살렸다. 이후 행적은 전하지 않는다.

9. 존 기본 (John Heysham Gibbon Junior)
1903년 9월 29일 출생하여 1973년 2월 5일 사망했다.

미국의 흉부외과 의사로 필라델피아에서 태어났다. 어릴 때 이름은 '잭'으로 아버지, 할아버지, 증조, 고조할아버지가 의사인 집안에서 자랐으며, 1923년 프린스턴대학교에서 문학사를 받았고, 1927년 필라델피아의 제퍼슨의과대학에서 의사가 되었다. 제2차 세계대전 동안 버마, 중국, 인도 전선에서 군의관으로 활동했다. 1953년 메사추세츠종합병원에서 아내와 함께 개발한 인공 심폐기로 세계 최초 선천성 심장병(심방중격결손증)의 개심술을 성공하였다. 아내 메리는 최초의 심폐기 기사가 되었다. 1967년 은퇴하여 펜실바니아 농장에서 살았고, 1973년 테니스를 치다 사망하였다.

10. 오케 세닝 (Åke Senning)

1915년 9월 14일 출생하여 2000년 7월 21일 사망했다.

스웨덴의 흉부외과의사로 스웨덴 라트빅에서 의사의 아들로 태어났다. 스톡홀름과 웁살라대학교 의과대학을 다녔다. 세계 최초로 심장박동기 수술, 관상동맥 스텐트와 선천성 청색증 심장병인 대혈관 전위증에 대한 세닝 수술을 개발했다. 1948년부터 대동맥협착증 수술을 성공한 스톡홀름 사바츠베르그병원의 클래런스 크라포드(Clarence Crafoord)에게 8년간 배웠다. 1958년 10월 8일 카롤린스카병원에서 르네 엘름크비스트(Rune Elmqvist)와 함께 개발한 심장박동기를 처음으로 사람 몸에 심는 수술에 성공했다. 1961년 스위스 취리히대학 외과 주임교수가 되었고, 스위스 최초로 심장이식수술을 성공했다. 1985년 스위스에서 은퇴하여, 2000년에 84세로 취리히에서 사망했다.

11. 안토니 반 레벤후크 (Antonie van Leeuwenhoek)

1632년 10월 24일 출생하여 1723년 8월 26일 사망했다.

네덜란드의 미생물학자로 1648년 의붓아버지가 죽자 암스테르담으로 가서 포목 상인의 견습생이 되었다. 20세 때 델프트로 돌아와 포목상과 이

발소를 차렸고, 1660년에는 델프트 사법장관의 비서가 되었다. 탁월하게 좋은 렌즈로 이루어진 단안현미경을 만들었는데, 당시 문제가 많았던 복합현미경보다 성능이 훨씬 좋았다. 1680년에 영국 왕립학회 회원이 되었으며 레벤후크의 발견은 학회지 《철학회보》에 발표되었다. 1683년에는 처음 관찰한 세균을 직접 그려 발표했다. 그는 90세까지 연구를 계속하다 사망했다.

12. 조세프 리스터 (Joseph Lister)

1827년 4월 5일 출생하여 1912년 2월 10일 사망했다.

영국의 외과의사, 무균수술의 창시자로, 에식스주 업턴에서 퀘이커 교도 가문에서 태어나 1852년 런던대학을 졸업하였다. 1853년 에든버러대학 외과교수 J. 사임의 조수가 되어, 염증, 괴사와 혈액응고에 관해 연구하고, 1860년 글래스고대학 교수로 임명되었다. 파스퇴르의 부패에 관한 세균설을 토대로 연구하여 1865년 페놀(석탄산)에 의한 무균수술법을 고안하였다. 이듬해 실제 수술에 적용하여 외과치료에 획기적인 발전을 가져왔다. 1897년 영국 의사로서는 최초로 남작이 되었다. 사회적인 성공이나 보상에는 관심이 적었고, 1893년 아내가 죽자 은퇴하여 종교에 귀의하였다. 말년에는 몇 년 동안 거의 눈과 귀가 멀어 고생하다 1912년 켄트주 월머에서 사망했다.

13. 요한 페터 프랑크 (Johann Peter Frank)

1745년 3월 19일 출생하여 1821년 4월 24일 사망했다.

오스트리아 의사, 공중보건의 선구자로 현재 독일 땅인 바바리아의 로달

벤에서 태어나 스트라스부르에서 공부하고, 1766년 하이델베르크대학을 졸업하였다. 1784년 괴팅겐대학 교수를 거쳐 1786년 파비아대학 교수 겸 병원장을 역임하였다. 1795년 빈대학 교수 겸 제1병원장이 되어 빈대학의 의학교수법을 개량하였다. 1804년 러시아 황제의 주치의로 임명되었다. 대표적 저서 《의학적 경찰》(9권, 1779~1827)은 공중위생에 관한 최초의 광범위한 내용으로 근대 공중위생학의 확립자로 자리잡게 만들었다. 독일에서는 19세기말까지 법에 따라 공무원들이 공중보건 행정을 수행했다. 1821년 오스트리아의 비엔나에서 죽었다.

14. 에른스트 자우어브루흐 (Ernst Ferdinand Sauerbruch)
1875년 7월 3일 출생하여 1951년 7월 2일 사망했다.

독일의 외과의사, 흉부외과의사로, 독일의 바르멘에서 태어나 라이프지히대학 등에서 의학을 공부하여 1902년에 졸업했다. 1903년 브레슬라우로 가서 다음 해 음압으로 된 방을 만들어 가슴을 열어 수술하는 신기원을 이루었다. 제1차 세계대전 때 군의관으로 새로운 의족을 개발하는 등 창의적인 활동을 하였다. 1918년부터 1927년까지 뮌헨의 루트비히 막실리안스대학에서 결핵에 대한 수술법과 영양법을 개발하였고, 1928년부터 1949년까지 베를린의 사리떼병원에서 각종 흉부외과 수술에 성공하여 세계적인 명성을 쌓았다. 제2차 세계대전 전에 아돌프 히틀러로부터 독일인 민상을 받았으나 전쟁을 겪으면서 반나치주의자가 되었다. 냉전시대에 동독을 선택해 공산주의 나라에서 최고의 의사가 되었다. 말년에 치매를 앓으면서도 수술을 계속했다. 75세에 베를린에서 사망했다.

15. 노구치 히데요 (野口 英世)

1876년 11월 9일 출생하여 1928년 5월 21일 사망했다.

일본의 의사, 미생물학자로 어릴 때 이름은 노구치 세이사쿠(野口淸作)였다. 일본 후쿠시마 현에서 가난한 농가에서 태어나 한 살 때 난로에 큰 화상을 입었다. 1891년 동급생들의 모금을 통해 왼손의 대수술을 받았다. 1893년 이나와시로 고등소학교 졸업 후 상경하여 제생학사에서 공부하였다. 1896년 필기시험에 합격하고, 바로 실기시험에도 합격하여 20세에 의사가 되었다. 1900년 기타자토 시바사부로의 추천으로 플렉스너 교수 밑에서 근무했고, 1904년 동양인 최초로 록펠러의학연구소의 연구원이 되었다. 1911년 매독균의 배양에 성공하여 이름을 알렸다. 1918년 황열병을 연구하여 에콰도르공화국의 명예대령이 되었다. 1928년 아프리카 가나의 아크라에서 황열병에 걸려 51세에 사망했다.

16. 존 헌터 (John Hunter)

1728년 2월 13일 출생하여 1793년 10월 16일 사망했다.

영국의 의사로 스코틀랜드 래너크셔 롱콜더우드에서 태어났다. 1748년 런던으로 가서 산부인과 의사였던 형 윌리엄의 해부학 과정을 도우며 11년 동안 해부학을 배웠고, 1749년부터 2년간 첼시병원에서 윌리엄 체즐던에게서 외과술을 배웠다. 1753년 외과의사의 전당(Surgeon's Hall)에서 강의를 책임지는 해부학교수로 뽑혔으며, 성조지병원에서 1768년부터 강의했고, 1770년대에는 외과술의 개별교습을 시작했다. 제자 중에는 백신을 발견한 에드워드 제너를 비롯해 후에 명성을 얻은 사람이 많다. 1760년부터 군의관 생활을 하였으며 1763년 런던으로 돌아가 죽을 때까지 진료하였다. 1776년 국왕 조지 3세의 특별주치의로 지명되었다. 헌터는 생물학의 원칙 아래 외과술을 실행함으로써 외과를 과학적인 분야로 만드는 데 공헌했다. 임질을 연구하기 위해 자신에게 고름을 접종해 만년에 임질균과 더불어 주입된 매독균 때문에 고생했다. 1793년 런던에서 대동맥류가 터져 급사하였다.

17. 알 라지 (al-Razi)
865년 출생하여 923년, 925년 또는 932년 사망한 것으로 알려진다.
페르시아의 의사, 연금술사, 철학자로 라제스(Rhazes)라고도 한다. 페르시아의 라이에서 태어나 연금술을 배운 후 의사가 되었다. 라이병원에서 수석의사로 일한 뒤 얼마간 바그다드에서 일했다. 알 라지는 자신을 철학에서는 소크라테스, 의학에서는 히포크라테스로 견주어 말하곤 했다. 저서로는 의학서적《의학보고》와 백과사전인 《의학대전》 등이 있다. 논문들 가운데는 유명한 《천연두와 홍역에 관한 논문》이 있다. 100여 권이 넘는 의학서를 저술하였으며, 연금술을 제외한 자연과학분야로 33편의 논문을, 수학과 천문학 분야에는 11편, 철학, 논리학, 신학 분야에서는 55편 이상을 썼다. 실명하여 지내다 라이에서 사망했다.

18. 윌리엄 스멜리 (William Smellie)
1697년 2월 5일 출생하여 1763년 3월 5일 사망했다.
영국의 산부인과의사로, 스코틀랜드 래너크에서 태어났다. '영국 산파의 아버지'라고 할 정도로 걸출한 산부인과의사였다. 의사 면허를 따기 전부터 환자를 보았으며, 1745년 글래스고대학에서 의사가 되었다. 런던과 파리에서 산과학을 배운 후에, 런던에서 개인의원을 열고 산과학을 가르쳤다. 강의를 위해 '기계(Machine)'라고 부르는 산과용 인형을 개발했고, 출산 보조기구인 집게를 개발했다. 출산기전, 골반 측정법과 분만기전을 연구하였다. 저서에 《산파술의 이론과 실제》가 있다. 말년에 래너크로 돌아가 고향에서 사망했다.

19. 헤르만 부르하베 (Hermann Boerhaave)

1668년 12월 31일 출생하여 1738년 9월 23일 사망했다.

네덜란드의 의사, 최초의 임상교육자로 부르하베는 보르호우트에서 출생하여 1684년 라이덴대학 철학과를 1693년에는 하르데르베이크학술원 의학부를 졸업했다. 라이덴대학에서 식물학교수, 의학교수, 대학총장, 임상의학교수, 화학교수 등을 역임하였다. 의학지식을 수집하고, 정리하여 체계화하여 재미있는 강의로 유럽 전역에서 학생들이 몰려들어 18세기 가장 위대한 의사의 반열에 올랐다. 수많은 제자를 배출하여 영국, 오스트리아, 독일을 비롯한 여러 나라의 의학교육에 영향을 주었고, 환자를 통해서 의사를 가르치는 현대 의학교육의 기초를 다진 사람으로 평가된다. 저서로는 《의학원리》, 《질병의 인식과 치료에 관한 잠언》, 《화학의 요소》 등이 있다. 1738년 라이덴에서 사망했다.

20. 지그문트 프로이트 (Sigismund Schlomo Freud)

1856년 5월 6일 출생하여 1939년 9월 23일 사망했다.

오스트리아의 정신과의사, 철학자, 정신분석학파의 창시자로 체코 모라비아의 프라이베르크에서 유태인의 세 번째 부인에서 태어났다. 김나지움 7학년 내내 최우수 학생이었으며, 빈대학 의학부에 입학하여 에른스트 브뤼케 실험실에서 신경해부학을 공부하였다. 1893년 브로이어와 공동으로 카타르시스를 확립하였으나 얼마 후 최면술 대신 자유연상법을 사용하여 히스테리를 치료하였고, 1896년 잠재의식을 바탕으로 '정신분석'이라는 이름을 붙였다. 꿈 등, 심리도 연구하여 심층심리학을 확립하였고, 1905년에는 소아성욕론을 수립하였다. 정신분석학은 1902년경부터 인정되어 1908년에는 제1회 국제정신분석학회가 개최되었다. 저서로는 《꿈의 해석》, 《정신 분석학 입문》 등이 있다. 1938년 오스트리아가 독일에 합병되자 나치스에 쫓겨 런던으로 망명하고, 이듬해 암으로 죽었다.

의사 이야기를 하는 이유

사람들은 의학을 과학으로만 착각하기 쉽습니다.

"나는 생각한다. 고로 나는 존재한다."라는 명언을 남긴 데카르트는 우리 몸을 기계적으로 해석하여 사람이 사이보그처럼 작동한다고 생각했습니다. 데카르트는 사람을 톱니바퀴와 평형추로 된 시계에 비유하였는데, 톱니바퀴가 잘못되어 엉뚱한 시각을 가리키는 것처럼 사람도 병들게 된다고 말했습니다.

그러나 사람은 기계가 아니기 때문에 하나 더하기 하나는 둘이 아닐 때가 드물지 않고, 같은 병에도 나이, 성별, 직업뿐만 아니라 경제적 여건에 따라 치료가 달라집니다. 의사가 비슷한 병을 가진 사람에게 같은 수술을 했어도 결과가 다를 수 있고, 동일한 병을 앓더라도 의사의 판단에 따라 치료방법이 완전히 바뀔 수 있습니다.

그래서 버나드 쇼는 이런 말을 남겼습니다.

"의학은 과학이 아니라 예술이다."

예술가가 작품을 빚듯이 사람을 치료하는 것 또한 의사의 개성에 따라 다를 수 있을 뿐만 아니라, 컴퓨터처럼 똑같은 처방을 낸다고 해서 똑같이 치료되는 것은 아닙니다. 더욱이 의사가 컴퓨터처럼 치료하게 되면 엄청난 치료비가 든 후 남겨진 가족이 안아야 되는 경제적 괴로움이 병든 사람이 겪었던 고통보다 훨씬 더 클 수 있습니다.

또 다른 착각은 의학을 대부분 기계로 해결할 수 있다는 생각입니다. 대학 시절 나는 신선이 되려는 황당한 꿈을 꾼 적이 있습니다. 신선은 못되더라도 적어도 만해(萬海) 한용운처럼 의식을 분 단위로 나누어 스스로 조절하고 싶었습니다. 그래서 나는 한동안 흰 머리를 날리는 도인으로부터 공간이동을 단련하는 수업을 받았습니다. 그러던 중 다른 종교인이 사진 한 장만으로 생년월일과 직업 등을 맞추고 공중부양까지 한다는 이야기에 솔깃했습니다. 그는 나에게 손바닥만한 기계를 내보이며 기를 불어넣은 물건에서 나는 소리를 들려주었습니다.

"단지 소리가 빨라진 것으로 어떻게 판단하십니까?"

그는 갑자기 나에게 역정을 내었습니다.

"아니, 기계를 못 믿어? 기계를 믿지 못하면 도대체 뭘 믿어?"

의학에서도 이런 일은 흔합니다. 전자차트와 영상시스템(PACS)이 개발되고 나서 사람들은 진료실에서 모니터 화면을 들여다보는 의사를 만납니다. 몇 마디 묻지도 않고 피를 뽑고, 엑스레이를 찍고, 컴퓨터단층촬영, 초음파, 자기공명영상 등의 처방이 나옵니다. 진료의 첫 번째 원칙인 눈으로 진찰하는 시진(視診)조차 생략되며, 청진기를 대든지, 두드리든지, 만지는 것은 엄두내지 못합니다. 그러나 의사들이 얼굴도 제대로 쳐다보지 않고 피를 뽑고 검사만 하면 바로 어디가 나쁜지 나올 것이라고 굳게 믿을 때, 의학은 차디 찬 학문으로 전락해 버리고 말 것입니다.

병원이 몸집이 커지고 나날이 의료기계가 개량되는데 과학적이지 않은 치료 또한 늘어나는 현실은 어떻게 설명해야 할까요? 대체의학인 양 포장된 난해한 치료법이 난무하고, 특수한 치료를 강조하는 종교도 드물지 않습니다. 그러나 의사가 기계에만 의존하면서 어떻게 병든 사람들이 용하다고 소문난 곳을 찾아간다고 야단칠 수 있을까요? 의학이 발달해도 사이비 치료가 늘어나는 사실은 아픈 사람들에 대한 의사들의 인간적인 대우가 갈수록 나빠지는 증거라고 할 수 있습니다. 의사 비르효의 주장처럼 의사는 '아프고 가난한 사람들의 변호사'는 아니더라도 외과의사 장 라레의 말처럼 의사는 '아픈 사람들의 친구'가 되어야 합니다.

나는 인간적인 의학을 소망합니다. 건강한 사람을 주의 깊게 관찰하고, 병든 사람을 보살피며, 죽어가는 사람을 홀로 내버려두지 않는 의학을 원합니다. 언젠가 몸이 내 말을 듣지 않을 때 나는 보고, 듣고, 만지고, 느낄 수 있는 인간적인 의사에게 마지막까지 곁에 있어 달라고 부탁할 것입니다.

어느 날 문득 찾아드는 물음도 오래전 사람들이 붙잡고 있었던 화두일 때가 있습니다. 지금 기계에 너무 의존하는 현실을 보면 18세기 아우엔부르거가 사람의 가슴을 만지고 두드려 병을 진단하는 타진(打診)법을 개발하였을 때 주변의 의사들이 빈정거렸던 이야기가 생각납니다.

"무슨 헛소리야! 언제부터 허파가 노래를 불렀단 말이야?

여우사냥

다니엘 최 지음 / 반양장 368쪽 / 각권 13,000원

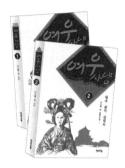

제1권 조선의 왕비를 제거하라
제2권 원수 찾아 삼만리

이 책은 명성황후 시해사건의 핵심 3인방인 이노우에 가오루(井上馨), 미우라 고로(三浦五樓), 그리고 이토 히로부미(伊藤博文)의 젊은 시절을 추적함으로써 그들과 이 사건의 연관관계를 파헤친다.

4차원의 세계

유광호 저 | 신국판 288페이지 | 정가 13,000원

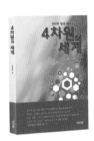

누가 구름을 사라지게 하고 비를 멈추게 하는가?
양자물리학과 양자생물학을 파고 들어서 마침내 밝혀낸 4차원, 그 신비의 세계!

삶, 죽음, 전생, 환생, 빙의 …
자, 이제 우리 모두 4차원의 세계로 흥미진진한
여행을 떠나보자.

모세의 코드

제임스 타이먼 지음 / 다니엘 최 옮김 / 208쪽 / 올 컬러 / 12,000원

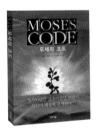

3,500년간 감추어졌던 비밀이
이제 세상에 공개된다.

〈시크릿〉에서 시작된 끌어당김의 법칙은
〈모세의 코드〉로 완성된다.

슬픔이 밀려올때

컬크 니일리 지음 / 지인성 옮김 / 240쪽 / 12,000원

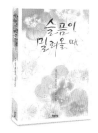

이제 막 결혼하여 행복한 가정을 이루며 살아가고 있는 아들과 며느리의 삶을 지켜보는 것은 노 목사 부부의 크나 큰 기쁨이었다. 그러던 어느 날 아들의 갑작스런 죽음은 그들 가정에 엄청난 충격을 몰고 오는데...

악마의 계교

데이비드 벌린스키 지음 / 현승희 옮김 / 양장 254쪽 / 16,500원

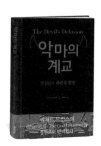

무신론의 과학적 위장
– 신은 만들어지지 않았다!

이 책은 무신론 과학자들의 억지 주장 속에 숨겨져 있는 허구들을 낱낱이 들추어낸다. 그리고 그들의 공격으로 인해 고통당하고 있는 수백만의 믿는 사람들에게 자신감을 갖게 해 준다.

굿바이 내 사랑 스프라이트

마크 레빈 지음 / 김소향 옮김 / 고급 양장본 / 260쪽 / 9,500원

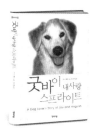

몸의 여러 질병에도 불구하고 주인에게 기쁨과 위안을 주려는 스프라이트의 노력, 안락사를 시켜야 할지를 두고 고민하는 가족들의 착잡한 심정, 스프라이트를 떠나보내면서 가족들이 흘리는 눈물, 주위 사람들이 보내주는 위로의 편지들...

가난이 선물한 행복

다니엘 최 지음 / 반양장 368쪽 / 11,000원

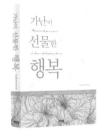

이 책은 한국판 〈채털리부인의 사랑〉이다.

두 명의 나를 통하여 들어보는 한 가정의
몰락과 좌절 - 그 가슴 아픈 이야기.
그리고 끈질긴 노력 끝에 마침내 재기에 성공하는
통쾌한 반전드라마!

남북통일

정명철 지음 / 280쪽 / 11,000원

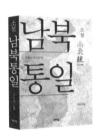

베일에 싸여진 인물 '천지'의 실체는 무엇인가?
그가 과연 북한을 움직이는 '보이지 않는 손'인가?

교도소에서 복역 중이던 한 엘리트 기자의 갑작스런 죽음,
뒤이어 발생하는 통일전문가들의 연속적인 사고사
그리고 실종사건들…

**이 책은 정치소설과 추리소설의 흥행요소만을 결합시킨
실험소설이다.**

부부치유학

임종천 지음 / 336쪽 / 14,000원

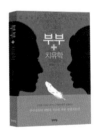

건강한 가정을 꿈꾸는 사람들이라면
반드시 읽어야 할,
부부갈등의 예방과 치료를 위한 종합처방전.

**"가정치유사역 전문가 임종천 목사가 문제가정에
선물하는 부부예절지침서"**